ÉTUDE CHIRURGICALE

SUR LES

INFLAMMATIONS DES ORGANES GÉNITAUX INTERNES DE LA FEMME

SALPINGITES ET OVARITES

INTRODUCTION

DES INFLAMMATIONS DU PETIT BASSIN CHEZ LA FEMME

Ce chapitre de la pathologie est un de ceux qui ont été le plus remaniés, le plus bouleversés ; il n'est pas peut-être de question sur laquelle on ait discuté plus longuement et plus passionnément. Il suffit de rappeler les noms de Lisfranc, d'Aran, de Nonat, de Bernutz et Goupil, de Gallard, pour que le souvenir de ces polémiques, souvent fort vives, se présente à tous les esprits. Cet historique fort intéressant, est fait d'une façon complète dans plusieurs auteurs, aussi ne tenterons-nous point de le tracer. Nous relèverons seulement quelques-uns des points qui importent le plus à notre étude, et qui permettent de saisir toutes les phases que la question a traversées.

Dès qu'on eût reconnu l'existence de tuméfactions manifestement inflammatoires dans le petit bassin de la femme, on chercha à localiser et à préciser leur siège. C'est ainsi que la question s'ost d'abord posée, c'est encore ainsi qu'elle se pose maintenant. Une tuméfaction inflammatoire pelvienne étant reconnue, dans quel organe, dans quel tissu siège-t-elle? Mais, si la question n'a pas varié, les réponses ont singulièrement changé.

On a d'abord attribué à l'utérus *engorgé*, la production de tumeurs qui l'avoisinaient et qui paraissaient lui adhérer intimement ; puis on a invoqué les inflammations localisées du même organe, ou *métrites partielles.* Bientôt l'utérus est laissé de côté, et le tissu cellulaire péri-utérin, qui, pour les besoins de la cause, prend une importance qu'il n'avait pas eue jusque-là, devient le siège du *phlegmon péri-utérin.* Dans cette marche ininterrompue du centre à la périphérie, le phlegmon péri-utérin, ne marque qu'une courte halte; on met enfin en cause le péritoine, et les *pelvi-péritonites* sont créées.

A chacune de ces étapes sont attachés les noms de Lisfranc, de Gallard, de Nonat et enfin de Bernutz, de Goupil ; chacune d'elles a marqué un progrès notable ; mais Bernutz en démontrant, pièces en main, que tous les faits connus sous le nom de phlegmon péri-utérin, doivent être envisagés comme des pelvi-péritonites, a fait faire à la gynécologie un pas décisif.

Il a certainement réalisé le progrès de beaucoup le plus important dans l'étude des inflammations génito-pelviennes ; si on songe de plus que Bernutz a vu presque toutes les lésions que nous étudions maintenant sous le nom de salpingites, d'ovarites ; qu'il a fait d'une façon complète l'histoire de la blennorrhagie profonde chez la femme ; on verra quel est l'étendue et l'importance de son œuvre. On peut regretter seulement qu'emporté, comme il le fut, par la nécessité de montrer les lésions inflammatoires gagnant de la muqueuse utérine celle des trompes puis le péritoine, il ait passé aussi rapidement sur les tubo-ovarites qui forment le trait d'union forcé entre les endométrites et les pelvi-péritonites.

D'ailleurs, presque à la même époque les maladies de ce que nous appelons si improprement les *annexes de l'utérus* étaient

ÉTUDE CHIRURGICALE

SUR LES

INFLAMMATIONS DES ORGANES GÉNITAUX INTERNES DE LA FEMME

SALPINGITES ET OVARITES

IMPRIMERIE LEMALE ET Cie, HAVRE

ÉTUDE CHIRURGICALE SUR LES INFLAMMATIONS

DES

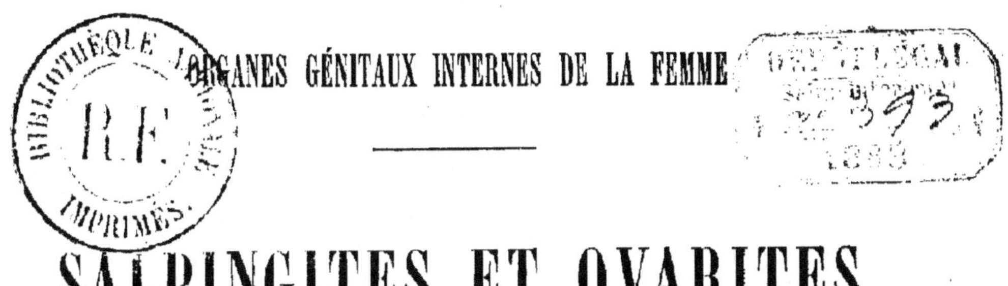

ORGANES GÉNITAUX INTERNES DE LA FEMME

SALPINGITES ET OVARITES

PAR

Le Docteur MONPROFIT

Interne lauréat des Hôpitaux de Paris
Aide d'anatomie à la Faculté
Membre de la Société anatomique

PARIS
G. STEINHEIL, ÉDITEUR
2, RUE CASIMIR-DELAVIGNE, 2

1888

décrites avec beaucoup de soins par un élève d'Aran, M. Siredey (1).

Bien que cet auteur ait indiqué d'une façon complète et leurs caractères anatomiques, et leurs signes et leur fréquence, cette connaissance était restée lettre morte jusqu'à ces dernières années, pour la plupart des gynécologistes. Le diagnostic dans les inflammations péri-utérines était toujours celui de phlegmon péri-utérin, de lymphangite péri-utérine, de pelvi-péritonite; quelques rares cliniciens, parmi lesquels notre maître Gallard décrivaient et diagnostiquaient l'ovarite; mais les salpingites étaient regardées, presque partout, comme des affections difficiles, inutiles même à diagnostiquer, elles n'étaient que des surprises d'autopsie. Il faut bien le dire, avec les moyens thérapeutiques alors employés, le diagnostic exact n'était pas très important à poser; Gallard en était arrivé dans les dernières années de sa vie, à dire presque uniquement : *phlegmasie péri-utérine*, comprenant sous ce terme et le phlegmon péri-utérin, qu'il ne pouvait, par amour paternel, abandonner complètement, et les autres lésions, d'ovarite et de péritonite. Une autre cause faisait qu'on allait tout droit au péritoine, c'est qu'on était toujours dominé par cette idée que les inflammations de la muqueuse utérine gagnent par la voie lymphatique le tissu cellulaire péri-utérin, celui des ligaments larges, puis le péritoine, et on songeait fort peu à la voie muqueuse, qui, cependant est de beaucoup la plus fréquemment suivie. Lorsque par hasard on pratiquait une injection intra-utérine, on craignait bien que le liquide ne passât par les trompes, et on s'en préoccupait fort; on pensait très peu que l'inflammation pouvait suivre le même chemin.

Le progrès s'était donc fait plutôt au point de vue de l'anatomie pathologique qu'au point de vue clinique et pathogénique; on peut dire qu'en France, après les travaux d'Aran, de Bernutz et Goupil, après la thèse de Siredey, et celle de Brouardel, la plupart des faits importants étaient connus. Les complications profondes de la blennorrhagie, les lésions des trompes et

(1) SIREDEY. *De la fréquence des altérations des annexes de l'utérus dans les maladies dites utérines.* Th., Paris, 1860.

des ovaires, les pelvi-péritonites qui en sont la conséquence, la tuberculose génitale, tout cela était connu. Cependant tout cela n'était qu'à l'état de matériaux épars, sans ordre apparent, jusqu'à ce que survînt la doctrine des germes qui a tout réuni sous une même étiologie. On peut bien dire pourtant que la gynécologie est l'une des places fortes où la médecine ancienne résiste le plus longtemps, au moins chez nous ; malgré cela, tout se renouvelle peu à peu, conceptions pathogéniques, et méthodes thérapeutiques ; c'est là l'immense progrès auquel nous assistons, sans trop nous en apercevoir, tellement nous sommes emportés par le courant du jour. Mais on voit tout le chemin parcouru si on songe en particulier à ce qu'étaient les métrites, il y a quelques années à peine, et à ce qu'elles sont devenues, par la mise en pratique de cette simple idée que l'utérus enflammé doit être considéré et traité comme une plaie infectée. La connaissance des infections de la muqueuse vaginale a mis en lumière leur prépondérance dans la pathologie utérine et tubaire ; elle a relégué au dernier plan l'influence constitutionnelle invoquée jadis et l'a réduite à l'état de cause adjuvante.

Le progrès de la thérapeutique des inflammations pelviennes n'a pas été moindre ; il a été réalisé surtout par les chirurgiens, depuis qu'ils peuvent ouvrir l'abdomen sans danger. Celui qui a le plus fait dans cette voie de chirurgie hardie et rationnelle est sans contredit Lawson Tait ; si l'histoire des tubo-ovarites commence aujourd'hui à s'ébaucher, c'est à son initiative que cela est dû. Suivant son exemple, les chirurgiens anglais, américains, allemands, se sont mis aussi à pratiquer la laparotomie pour enlever les trompes et les ovaires malades ; le nombre des opérations et des succès ne se compte plus dans ces différents pays. La chirurgie française a d'abord été beaucoup plus prudente, l'on pourrait encore sans beaucoup de peine, faire le compte des opérations de ce genre qui ont été pratiquées chez nous ; cependant, depuis deux ans, le nombre des opérations augmente beaucoup, et chaque jour de nouveaux faits sont publiés.

Nos maîtres dans les hôpitaux, MM. les professeurs Panas et Lannelongue, MM. Duguet, Terrier, Tillaux, nous ont toujours témoigné la plus amicale bienveillance. Nous les prions de croire à toute notre reconnaissance ; c'est à eux que nous dédions ce modeste travail.

Dans ce travail sont publiées des observations dont le plus grand nombre m'a été fourni, avec une amabilité dont je leur suis très reconnaissant, par mes maîtres MM. Terrier et Bouilly et par MM. Quénu, Nélaton et Routier.

M. Bouilly a mis aussi à ma disposition avec beaucoup de bonté quelques-uns de ses beaux dessins.

CHAPITRE PREMIER

ANATOMIE PATHOLOGIQUE

Les lésions des trompes ne sont jamais isolées ; on rencontre toujours en même temps des altérations diverses, plus ou moins prononcées, du côté des ovaires, du péritoine, des ligaments larges et de l'utérus.

Les maladies inflammatoires des trompes formant le lieu forcé entre les métrites et les ovarites et pelvi-péritonites, ce sont elles qui nous occuperont tout d'abord.

A. — **Altérations des trompes.**

Lorsqu'on examine un certain nombre de pièces de salpingites, on ne tarde pas à se convaincre que les altérations présentées par les trompes peuvent être très nombreuses, et qu'il n'est pas encore facile de les classer d'une façon précise.

Il est cependant un certain nombre d'*états* qui se présentent plus fréquemment, et offrent des caractères assez nettement tranchés pour former des types distincts.

Sans vouloir, pour le moment, fournir aucune classification, nous nous attacherons à décrire brièvement ces principaux aspects.

Cette étude, a du reste été faite beaucoup plus complètement que nous ne pouvons espérer la faire ici, dans un certain nombre de travaux récents. Nous citerons parmi les plus importants ceux de Hennig (1), de Bandl (2), de Orthmann (3), de Cornil et Terrillon (4).

(1) HENNIG. *Krankheiten der Eileiter.*
(2) BANDL. *Krankheiten der Tuben.*
(3) ORTHMANN. Anatomie normale et path. des trompes. *Virchow's Archiv.*
(4) CORNIL et TERRILLON. *Arch. physiol.*, 1887, p. 8,

Les faits avancés par ces auteurs ont été pour la plupart confirmés par l'examen qu'ont bien voulu faire des pièces que nous avons eues entre les mains, nos excellents amis Poupinel, Marfan et Pilliet.

1° *Salpingite catarrhale végétante.* — Cette variété est sans doute la plus fréquente de toutes, bien qu'elle ne soit pas la plus fréquemment opérée. Elle est probablement le premier degré de quelques-unes des autres formes anatomiques ; mais là-dessus on ne peut encore rien affirmer.

La trompe est augmentée de volume, elle peut être deux ou trois fois plus grosse qu'à l'état normal, acquérir les dimensions du petit doigt, ou du pouce.

Souvent la trompe est hypertrophiée d'une façon tout à fait régulière, et bien qu'elle soit bien augmentée de volume, elle a conservé à peu près sa forme normale ; mais parfois, lorsque l'augmentation de volume a porté plus particulièrement sur certains points, elle est devenue irrégulière, avec des renflements, des bosselures, et des rétrécissements : au niveau de l'infundibulum on observe souvent une hypertrophie partielle plus marquée.

L'aspect du pavillon est modifié d'un façon tout à fait spéciale ; les franges sont épaissies et comme œdémateuses ; elles sont redressées et rayonnent autour de l'ostium abdominale, donnant à ce dernier l'apparence que présente la corolle de certaines fleurs.

Les adhérences de ces franges aux organes voisins, en particulier à l'ovaire, qui sont si communes dans les autres variétés, sont peu prononcées dans le cas de salpingite végétante simple, et on observe rarement l'oblitération complète de l'infundibulum par ce mécanisme.

Le premier résultat de l'ampliation et de l'épaississement de la trompe, est de dédoubler et de supprimer le mince repli péritonéal, ou méso-salpinx qui rattache l'organe au bord supérieur du ligament large. De ce fait, la mobilité assez notable que présente normalement la trompe dans le sens antéro-postérieur se trouve supprimée. Il est une autre conséquence qui est non moins importante au point de vue de la pathogénie des inflammations et suppurations du ligament large : c'est que le bord inférieur de la trompe se trouve répondre directement au tissu cellulaire placé entre les deux lames du ligament, ce qui explique certains processus sur lesquels nous aurons plus tard à revenir.

A la coupe de la trompe on remarque un épaississement prononcé des parois, qui porte principalement sur la couche muqueuse.

A travers la lumière du conduit, on voit les franges et les végétations faire hernie sur la surface de la coupe. Elles obstruent tout le calibre tubaire, et elles semblent y être pressées les unes contre les autres, et comprimées en quelque sorte, ce qui explique la tendance qu'elles ont à faire saillie au dehors lorsqu'on a pratiqué une coupe transversale.

On ne trouve pas de pus collecté dans la cavité de la trompe, mais seulement un mucus louche et visqueux peu abondant.

L'examen histologique permet de constater que les lésions sont très prononcées au niveau de la muqueuse. Cette membrane qui présente à l'état normal des replis et des végétations très nombreuses est en effet profondément modifiée.

Les végétations qui hérissent sa surface sont normalement amincies et effilées, leur charpente est formée par des vaisseaux et du tissu conjonctif, elles sont recouvertes par un épithélium à cils vibratiles ; dans les trompes malades ces végétations sont considérablement augmentées de nombre et de volume ; elles sont ramifiées, donnant lieu à des bourgeonnements latéraux secondaires ; elles sont épaissies, terminées en massue, au lieu d'être effilées comme à l'état normal. Dans certains points elles sont pressées les unes contre les autres très fortement, et elles pourraient, au dire des histologistes, se fusionner et se souder.

On peut voir aussi une végétation très allongée se coucher le long de la paroi de la trompe, et son extrémité libre venir adhérer à cette paroi, la villosité formant dans son ensemble une sorte d'arcade.

Ces dispositions et d'autres plus ou moins variées ont été constatées sur plusieurs de nos pièces en particulier sur l'une d'elles examinée par notre ami le Dr Marfan. « Le calibre de « la trompe est rempli de végétations éparses, qui revêtent

« des formes diverses. Il en est qui sont assez petites et « qui se terminent par une extrémité légèrement renflée ; « d'autres sont beaucoup plus longues, et il est digne de remar- « quer que ces végétations longues et minces ont une tendance « manifeste à se replier et à venir par leur extrémité libre se « mettre en contact avec la paroi interne de la trompe, en sorte « que dans certains points elles forment une véritable arcade ; « parfois même il y a fusion de deux végétations par leur som- « met, il y a alors une sorte d'anastomose. »

D'après M. Cornil (*loc. cit.*) les végétations ainsi anastomosées, et confondues en plus ou moins grand nombre peuvent former, sur la surface interne de la trompe, des épaississements et de petites tumeurs aplaties.

Cette disposition des végétations, et leur tendance à s'anastomoser et à se fusionner soit entre elles soit avec certains points de la paroi tubaire, donne lieu à une apparence tout à fait spéciale qui rappelle tantôt la structure du tissu aréolaire, tantôt celle d'une véritable glande en tube. On voit des cavités à forme plus ou moins irrégulière, et souvent en forme de boyau allongé paraissant pénétrer dans l'épaisseur de la paroi de la trompe, cavités pourvues d'un revêtement de cellules cylindriques. Dans d'autres cas, les cavités sont de simples lacunes bordées d'épithélium cylindrique, et présentant une fausse apparence glandulaire.

Martin (de Berlin) (1) a décrit une variété de salpingite à laquelle il donne le nom de *salpingite folliculaire*. Dans cette forme on observe, dit-il, des culs-de-sac et des cavités dont l'aspect peut-être comparé à celui que présentent certaines ulcérations de la portion vaginale du col utérin. La paroi de la trompe serait creusée de *cavités glandulaires* et présenterait l'aspect du tissu aréolaire. Ces détails anatomiques répondent, on le voit aisément, à ceux que nous avons donnés plus haut, et il nous paraissent se rattacher à la fusion et à l'anastomose des végétations entre elles ; nous ne voyons donc pas la nécessité de créer une variété de salpingite folliculaire.

L'épithélium qui tapisse les végétations est conservé ; dans

(1) MARTIN. *Naturforscher Versammlung in Berlin*, 1887.

certains endroits, on peut même y constater encore des cils vibratiles, mais très souvent aussi il est détruit partiellement et ses débris tombent dans la cavité de la trompe. Cette destruction de l'épithélium précède sans doute le processus d'accolement et de fusion des végétations entre elles, sur lequel nous avons insisté plus haut.

Quand à la charpente même de la végétation, sa structure n'est pas modifiée d'une façon très notable ; les vaisseaux sont plus nombreux et plus volumineux, et parfois on observe entre les vaisseaux et les fibres de tissu conjonctif une infiltration de cellules embryonnaires qui est beaucoup plus marquée dans le cas d'abcès de la trompe.

Les deux trompes sont le plus souvent malades à la fois ; mais elles peuvent l'être à des degrés très différents.

2° *Salpingite interstitielle, ou pachy-salpingite.* — Cette variété, qui est fort peu décrite par nos auteurs, est considérée comme fréquente par les chirurgiens américains ; Mundé (1) la donne comme la forme la plus commune, ce qui certainement est excessif.

D'après cet auteur, dans cette forme de salpingite, le calibre de la trompe est souvent normal ou rétréci, mais jamais augmenté ; on ne rencontre dans la cavité de la trompe que quelques gouttes de liquide ; jamais il n'existe de collection appréciable.

Un caractère assez frappant c'est la dureté comme ligneuse que présente la trompe ; d'après Martin (2), elle est semblable à une corde dure, son volume peut varier de celui d'un crayon à celui du petit doigt.

Le pavillon peut être adhérent à l'ovaire, mais rarement d'une façon intime et complète ; l'absence de liquide dans la cavité de la trompe en est la preuve.

Dans les degrés peu avancés et encore récents de l'affection, on trouve à l'examen histologique la tunique musculaire infiltrée par de petites cellules arrondies, plus tard on voit se pro-

(1) Mundé. *Amer. Journ. of. obst.*, fév. 1888.
(2) Martin. *Loc. cit.*

duire une véritable sclérose, le tissu fibreux prédomine, enserrant les vaisseaux et les fibres musculaires.

Nous croyons devoir rapprocher aussi de ces formes une variété assez rare, décrite par M. Alban Doran (*Obstet. Society of London*, octobre 1886), sous le nom de *papillomes des trompes de Fallope*.

La description de cet auteur est basée sur deux faits : l'un qui a été rapporté par Bickersteth et Wells (*Transac. of the pathological Society*, vol. XXXI) l'autre qui lui est personnel.

Dans le premier cas, chez une malade qui avait présenté des signes d'inflammation de l'ovaire droit, on trouva la trompe considérablement distendue par des papillomes ; l'ostium abdominale était resté béant, la sécrétion de la trompe s'échappait dans le péritoine, et y produisait une ascite assez considérable.

Dans le second cas, observé par l'auteur chez une malade de Bantock à Samaritan Hospital, il existait aussi dans une des trompes des tumeurs papillomateuses. D'après Doran, ces tumeurs ne présentent pas les caractères des productions malignes, et elles doivent être comparées aux papillomes que l'on observe sur les parties génitales externes.

3° *Abcès de la trompe de Fallope* (*salpingite suppurée, pyosalpingite*. — La trompe devenue le siège d'un abcès et distendue par une collection purulente est généralement tout à fait déformée, et à peine reconnaissable.

Les modifications de forme qu'elle peut présenter tiennent pour la plupart à la plus ou moins grande abondance du liquide et aussi au siège des oblitérations que l'on rencontre toujours en pareil cas.

Tantôt le pavillon est adhérent à l'ovaire, et c'est la distension de ce pavillon même qui constitue la plus grande partie de la tumeur, tantôt au contraire l'occlusion du canal tubaire se fait au niveau du sommet de l'infundibulum et la distension porte sur la partie moyenne de la trompe, le pavillon a conservé ses dimensions normales et n'est nullement distendu. L'ovaire fait généralement partie intégrante de la tumeur constituée par la salpingite suppurée, souvent il prend une très grande part à sa formation, c'est un point que nous étudierons plus spécialement, lorsque nous parlerons des lésions ovariennes proprement dites. La trompe est toujours recouverte et masquée par des fausses membranes épaisses qui modifient beaucoup son aspect et ses rapports.

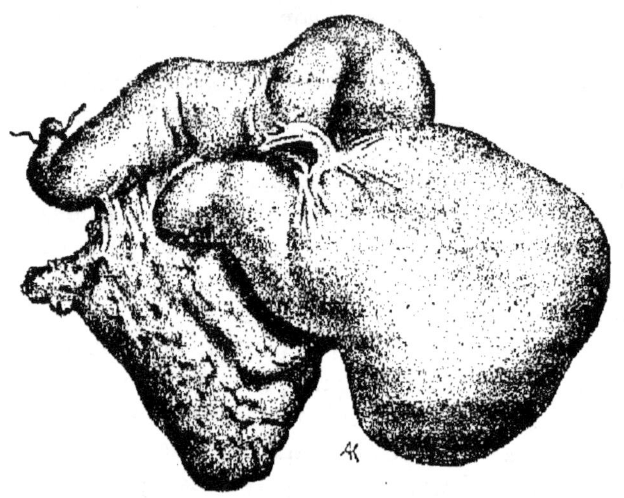

FIG. 1.

Malgré cette enveloppe, la présence du pus se traduit par une coloration jaunâtre ou grisâtre variable avec l'épaisseur plus ou moins grande de la paroi tubaire.

La grosseur des pyo-salpingites est très variable ; tantôt elles ne dépassent pas le volume d'une noix ou d'un petit œuf, tantôt elles peuvent acquérir les dimensions d'une tête de fœtus. M. Lucas-Championnière en a opéré, cette année même, une très volumineuse, présentée à la Société anatomique par notre collègue et ami Dagron (1).

Dans ce cas remarquable (voir fig. 2) la tumeur affectait la forme et les dimensions d'un estomac moyennement distendu ; la poche contenait 1250 grammes de pus, extraits par une ponction aspiratrice au cours de l'opération.

Des tumeurs aussi volumineuses sont exceptionnelles ; ordinairement la quantité de pus ne dépasse pas deux ou trois cents

(1) Bull. Soc. anat., 1888, p. 26.

grammes, le plus souvent elle est beaucoup moindre ; enfin dans un grand nombre de cas, on trouve seulement une sorte de kyste à parois épaisses et indurées contenant quelques grammes de liquide puriforme.

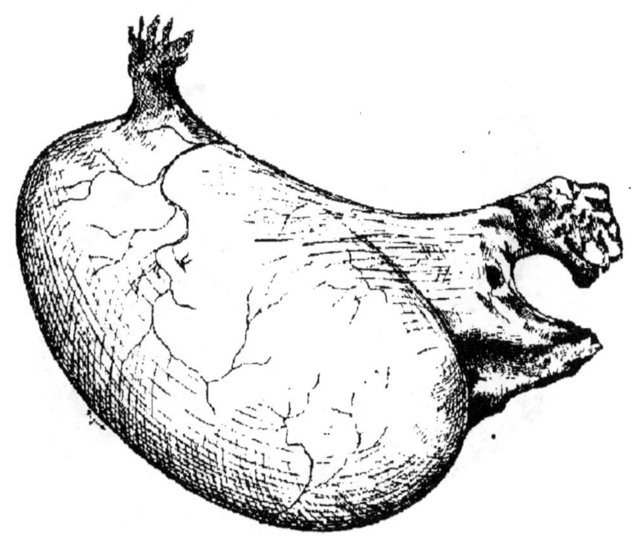

Fig. 2.

Dans certains cas, la trompe, très allongée et très dilatée, prend absolument la forme d'une saucisse plus ou moins contournée sur elle-même, selon le degré de tension du liquide et d'allongement de la poche.

L'épaisseur des parois est sujette à des variations assez grandes ; il est rare cependant de trouver, dans le cas de pyo-salpingite, les parois de la trompe très amincies ; on rencontre cet amincissement plus fréquemment dans les formes séreuses désignées sous le nom d'hydro-salpingites, souvent la paroi tubaire a pris une épaisseur plus grande qu'à l'état normal, et dans quelques faits enfin, cet épaississement est considérable. Nous avons remarqué que l'augmentation d'épaisseur des parois dans les pyo-salpingites est en rapport avec la persistance ou l'oblitération de l'orifice tubo-utérin, et qu'elle se lie à un ensemble symptomatique des plus importants sur lequel nous aurons à revenir.

Les lésions histologiques de la paroi tubaire, de la mem-

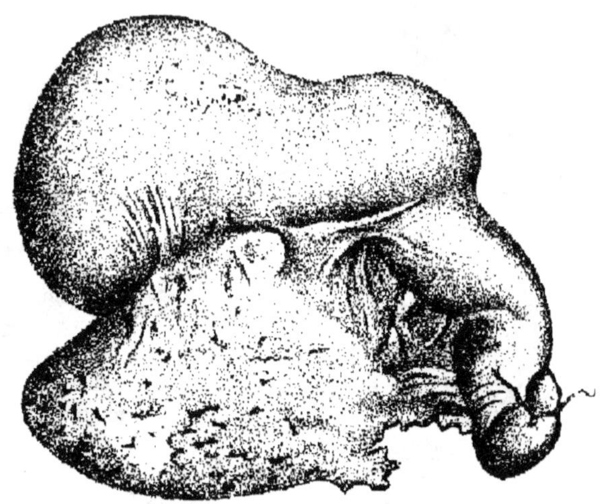

Fig. 3.

brane muqueuse ou la disposition des végétations, sont différentes sur plusieurs points de ce qu'on observe dans le cas de salpingite catarrhale.

Les végétations sont aussi très développées, ramifiées et présentant des prolongements, des bourgeonnements anormaux; mais elles présentent une longueur moindre, et elles sont très épaissies. On peut voir aussi que ces végétations sont infiltrées par une quantité considérable de petits cellules. Cette infiltration par des éléments embryonnaires se voit aussi dans les couches profondes de la muqueuse et dans la paroi fibro-musculaire; parfois c'est une véritable infiltration purulente que l'on observe, infiltration qui se propage jusqu'à la couche péritonéale, épaissie elle-même et enflammée.

Les éléments embryonnaires suivent le plus souvent le trajet des vaisseaux lymphatiques.

Toutes ces différentes lésions ont été rencontrées dans les

observations que nous rapportons, et on peut les y trouver décrites en détail.

Il est un point cependant sur lequel nous voulons insister particulièrement, c'est sur les modifications que présente la tunique musculaire de la trompe. Dans beaucoup de cas les fibres musculaires sont perdues au milieu des cellules embryonnaires, ou du tissu fibreux et paraissent atrophiées; c'est ce qu'on observe en particulier d'une façon manifeste dans les pachy-salpingites ou salpingites interstitielles. Mais dans les pyo-salpingites qui sont en communication avec l'utérus, et dans celles particulièrement où existe ce fait très important d'écoulement de pus par l'orifice tubo-utérin, on observe toujours un développement plus ou moins marqué de la couche musculaire, et une hypertrophie remarquable des fibres musculaires elles-mêmes.

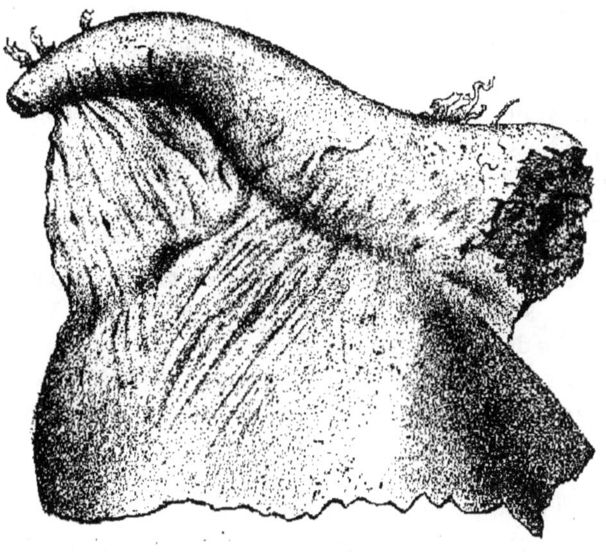

Fig. 1.

Nous en avons rencontré un certain nombre d'exemples, mais nous citerons comme typique notre observation IV. Dans ce cas, en effet, c'est sur la tunique fibro-musculaire que portent surtout les lésions. Il existe une hypertrophie musculaire considérable. Les fibres musculaires, sur une trompe normale, forment des faisceaux feutrés, à direction générale circulaire au-dessous du chorion ; à mesure qu'on s'écarte de l'axe de la trompe ces faisceaux s'individualisent, se redressent, en sorte que sous le péritoine on trouve des faisceaux longitudinaux ou obliques séparés les uns des autres par du tissu conjonctif.

Nous retrouvons cette disposition très exagérée dans la trompe malade. Les faisceaux musculaires y sont sept ou huit fois plus nombreux ; chacune des fibres est plus volumineuse. Tout autour de ces faisceaux de fibres existent des cellules rondes suivant les vaisseaux. Ces traînées forment souvent de véritables anneaux autour des faisceaux musculaires. Dans un très grand nombre de points elles forment des amas irréguliers reliés entre eux par des traînées péri vasculaires et constituent un vaste réseau englobant le système des fibres lisses hypertrophiées. Ces lésions sont beaucoup plus marquées sous la surface péritonéale, où les vaisseaux sont dilatés et remplis de sang.

On voit donc que dans ce cas où l'écoulement purulent par l'utérus était manifeste, l'hypertrophie de l'élément musculaire était très prononcée.

Cette hypertrophie de l'élément musculaire a d'ailleurs été vue et signalée par Kaltenbach (1) et par Veit (2).

Si nous nous en tenons au point de vue purement anatomique, nous devons encore décrire comme une pyo-salpingite la *salpingite tuberculeuse* ou *abcès froid* de la trompe.

La tuberculose de la trompe et des organes génitaux internes a été décrite par M. Brouardel (3) dans sa thèse déjà ancienne d'une façon telle qu'au point de vue macroscopique il y a bien peu de chose à y ajouter. La question a été reprise plus récemment par plusieurs auteurs et en particulier par Hegar.

Lorsque les lésions tuberculeuses sont réellement assez localisées à la trompe et à l'ovaire pour qu'on puisse dire : tubo-ovarite tuberculeuse et non tuberculose du petit bassin ; il est

(1) Kaltenbach, *Cent. f., gynæk*, 1885, n° 43.
(2) Veit. *Soc. obst. Berlin*, 10 décembre 1886.
(3) Brouardel. Th. Paris, 1865.

assez difficule à première vue de reconnaître la nature tuberculeuse de la lésion ; cependant, dans les tuberculoses salpingiennes localisées, il semble qu'on ait affaire assez souvent à

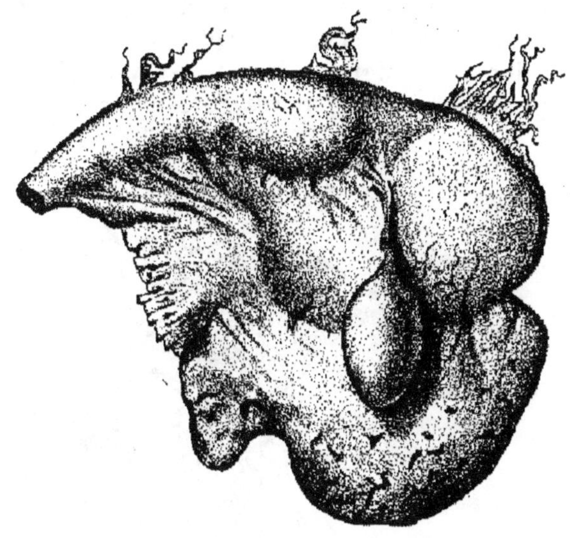

Fig. 5.

des pyo-salpingites plus volumineuses peut-être que dans les salpingites septiques.

On peut assez souvent reconnaître sur le péritoine avoisinant, sur la trompe elle-même, des tubercules qui éclairent le diagnostic. Sur la surface interne de la muqueuse, dans l'épaisseur de la paroi tubaire, on peut reconnaître des tubercules isolés, ou une véritable infiltration caséeuse. Enfin on peut, à l'examen histologique, trouver le groupement caractéristique des éléments du follicule, la cellule géante ; et l'élément infectieux : le bacille de Koch.

Dans deux observations qui ont été étudiées par M. Cornil (1) le siège des follicules tuberculeux était différent. Dans un cas ils se trouvaient à l'extrémité des végétations de la muqueuse ; dans l'autre, on les rencontrait plus profondément, à la base des végétations et dans l'épaisseur même de la muqueuse.

(1) Cornil. *Loc. cit.*

4° *Hydro-salpingite.* — L'accumulation de sérosité dans les trompes est connue depuis longtemps. Les anciens auteurs désignaient cette affection sous le nom d'*hydrops tubæ*. Les trompes, distendues par un liquide clair, peuvent présenter de très grandes variétés de volume. Quelquefois elles ne dépassent pas le volume du doigt ; la trompe est allongée et tendue sur les parties latérales de l'utérus, ressemblant à une saucisse,

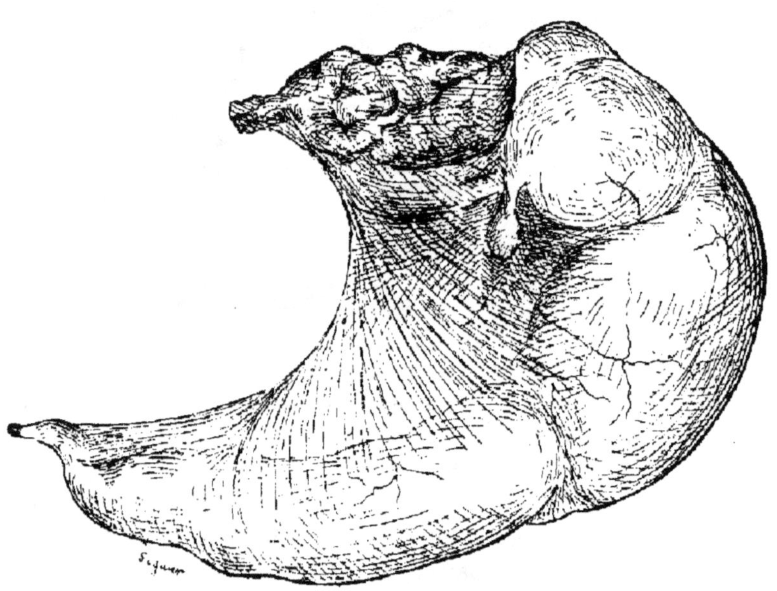

Fig. 6 (1).

ou bien à l'intestin grêle, quelquefois à une poire dont la petite extrémité répond à la corne utérine. Mais on a cité des cas dans lesquels l'hydrosalpinx présentait un bien plus grand volume. Sans remonter aux faits de Harder (140 livres), Cyprianus (150 livres), dont l'authenticité peut être discutée,

(1) Les fig. 6, 7 et 9, sont extraites du *Bulletin de la Société Anatomique*.

plus près de nous, Rokitansky, Froriep ont observé des trompes aussi grosses que la tête d'un enfant. Peaslee a rapporté dans « The New-York medical Journal » (1870) un cas dans lequel la tumeur contenait *neuf kilogrammes* de liquide. Les observations de trompes contenant un, deux litres, ne sont pas rares maintenant. Mais au sujet des faits ci-dessus mentionnés, on peut élever quelques doutes, et se demander s'il ne s'agissait pas de kystes ovariens ou de kystes tubo-ovariens ; dans certaines conditions la trompe est difficile à trouver; d'autres fois on voit ces derniers kystes se vider par la trompe. Cependant, en général, l'hydrosalpinx acquiert des dimensions plus considérables que les autres variétés.

Souvent il existe à la surface des brides péritonéales, déterminant des sillons et des saillies plus ou moins marqués. Lorsque cette disposition est très prononcée, la trompe prend une apparence moniliforme. On constate à la surface des hydrosalpingites, moins de fausses membranes que dans les autres cas, et quelquefois il n'en existe aucune trace, ce qui s'explique par l'absence assez commune de réaction inflammatoire dans ces cas. La forme de la tumeur est alors tout à fait régulière, son aspect lisse est uni, sa couleur est blanc bleuâtre ; elle ne présente pas d'adhérences.

L'épaisseur des parois est beaucoup moindre aussi que dans les autres formes ; quelquefois la minceur est comparable à celle d'une feuille de papier (1).

Au point de vue de l'occlusion des extrémités de la trompe, la division de Froriep en deux formes : *Hydrops tubæ aperta* et *hydrops tubæ occlusa* est entièrement justifiée. On trouve très fréquemment la persistance de l'orifice tubo-utérin ; cette particularité n'empêche pas la trompe d'être distendue par un liquide qui s'échappe périodiquement par l'utérus : c'est ce qui constitue l'*Hydrops profluens tubæ* des anciens auteurs. Schrœder (2) dit que l'hydropisie des trompes résulte beaucoup plus souvent d'une oblitération de l'orifice péritonéal que de l'orifice utérin dont l'occlusion est rare, et que les liquides s'accumu-

(1) BYFORD. *Gyn. Soc. Chicago*, 18 nov. 1887.

(2) SCHRŒDER. *Maladies des organes génitaux de la femme.*

lent toujours entre le point rétréci et la matrice ; l'occlusion du pavillon est donc la condition la plus importante, les faits confirment cette manière de voir.

Les causes de l'occlusion des trompes dans le cas d'hydrosalpinx peuvent être congénitales ou acquises.

Congénitales, elles répondent à un arrêt de développement portant le plus souvent à la fois sur l'utérus et sur la trompe ; on observe alors ou une atrésie du col ou une imperforation des orifices tubo-utérins.

Acquises, les atrésies de la trompe résultent ou d'un catarrhe peu intense de la trompe, ayant déterminé soit l'adhérence des franges et des végétations, soit l'occlusion du pavillon par péritonite localisée ; ou d'une affection antérieure telle que pyo-salpinx ou hémosalpinx. La transformation est admise surtout pour l'hématome de la trompe ; Mundé, Martin disent avoir opéré des cas qui présentaient un liquide clair avec dépôt d'anciens caillots sanguins sur les parois.

5° *Hématome de la trompe.* — Les hématomes de la trompe de Fallope acquièrent rarement un très grand volume ; on trouve

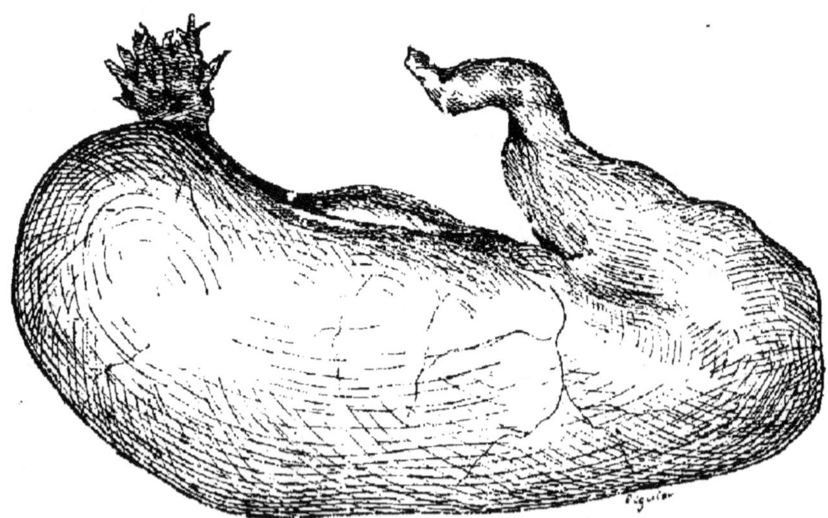

Fig. 7.

généralement dans la trompe cent ou cent cinquante grammes

de sang ; dans quelques cas la quantité est un peu plus considérable, et s'élève jusqu'à quatre et cinq cents grammes (1). Tantôt le sang est fluide et conserve à peu près sa couleur, tantôt il a pris une consistance poisseuse, et il est transformé en une bouillie épaisse, grisâtre ou noirâtre ; parfois, on ne trouve presque plus de liquide, tout le contenu de la poche est transformé en caillots ; l'état des parois est variable selon la cause de l'hémorrhagie ; car il ne faut pas prendre l'hémo-salpinx comme une affection aussi nette que l'abcès tubaire ; c'est à peine si on peut lui donner le nom d'hémosalpingite. Les hémorrhagies surviennent tantôt dans le cours d'une pyo-salpingite, tantôt comme épiphénomène dans une salpingite catarrhale végétante ; dans d'autres conditions il n'y a pas d'altération préexistante très marquée de la trompe. Lorsqu'il en est ainsi, on trouve les parois distendues et *amincies*, le péritoine luisant et tendu sur la tumeur, quelquefois rompu. Dans les autres cas, on trouve les lésions antérieures des salpingites, c'est-à-dire un épaississement plus ou moins prononcé des parois.

Comme dans toutes les collections liquides des trompes, on observe la persistance fréquente de l'orifice tubo-utérin et la possibilité du passage du sang par l'utérus.

La description de ces lésions d'hydro-salpinx et hémo-salpinx, appartient autant à la pathologie générale des trompes qu'à une étude spéciale sur les salpingites, aussi n'y insisterons-nous pas plus longtemps.

D'après ce que nous avons pu voir sur la nature et les lésions des salpingites, il reste encore un certain nombre de points douteux à élucider. La connaissance des causes et du mécanisme de ces maladies a fait de grands progrès, dans ces dernières années, mais on ignore encore d'une façon presque complète l'ordre de succession des différentes lésions constatées. Les salpingites catarrhales restent-elles toujours ce que nous les voyons ? peuvent-elles se transformer d'une façon complète en pyo-salpinx, en hémo ou hydro-salpinx ? ne peuvent-elles, dans certaines circonstances, effectuer un retour complet ad integrum ? Ce sont autant de questions qui restent à résoudre.

(1) TERRILLON. *Loc. cit.*

B. — Lésions de l'ovaire.

L'histoire des inflammations et des suppurations de l'ovaire ne doit pas être séparée de celle des salpingites. Il n'y a pas beaucoup de lésions inflammatoires de la trompe sans altération de l'ovaire plus ou moins prononcée, il y a encore beaucoup moins souvent, lésion de l'ovaire sans maladie préalable de la trompe. On peut discuter le point de savoir s'il existe des ovarites primitives en dehors de certaines fièvres éruptives, et des infections générales ; en tout cas ces ovarites d'emblée doivent être bien rares, et à mesure que les faits seront mieux observés, leur nombre diminuera sans doute de plus en plus. On rencontre dans les tubo-ovarites deux variétés d'altérations de l'ovaire, des dégénérescences kystiques et des suppurations.

Les dégénérescences kystiques sont encore mal connues ; elles accompagnent le plus souvent les salpingites sans suppuration (catarrhale, interstitielle, papillomateuse, etc.). L'ovaire est farci de kystes peu volumineux, quelquefois très nombreux, contenant un liquide transparent, et n'acquérant jamais de très grandes dimensions. Comme on trouve souvent autour de ces kystes une infiltration très marquée d'éléments embryonnaires, que dans quelques endroits on rencontre parfois des points suppurés, on est en droit de se demander si quelques-uns de ces ovaires ne deviennent pas plus tard le siège d'abcès plus ou moins étendus. Dans d'autres circonstances, on trouve des ovaires, kystiques à la surface, et présentant dans la profondeur un processus de sclérose quelquefois très prononcé. Plusieurs auteurs, Lawson Tait entre autres, remarquent que ces lésions ovariques coïncident souvent avec des troubles nerveux variés, des attaques de nerfs, des crises d'hystérie, des accidents simulant parfois l'ataxie ; beaucoup de chirurgiens ont observé de ces faits. Mais, en résumé, la nature exacte de ces lésions, leur marche, leurs terminaisons sont encore assez obscures.

Les ovaires ainsi affectés deviennent-ils ultérieurement le siège de grands kystes, se sclérosent-ils, sont-ils transformés en poches purulentes ? autant de points qu'on ne peut encore résoudre.

Les ovarites suppurées, sont beaucoup mieux connues. Elles peuvent affecter deux formes distinctes, dans l'une la suppuration est disséminée dans le tissu de l'ovaire et y forme de petits abcès distincts ; dans l'autre elle est collectée en un seul foyer.

Dans la première forme, l'ovaire est tuméfié et augmenté de volume ; il est recouvert par des fausses membranes, plus ou moins épaisses, qui l'unissent aux organes avoisinants.

Il présente à la coupe un grand nombre de points suppurés, dispersés sur toute la surface de section ; parfois ces petits foyers acquièrent le volume d'une lentille, d'un noyau de cerise, la coupe de l'ovaire ressemble beaucoup alors à celle d'un épididyme farci de tubercules.

Dans l'autre forme, la collection purulente est unique et oc

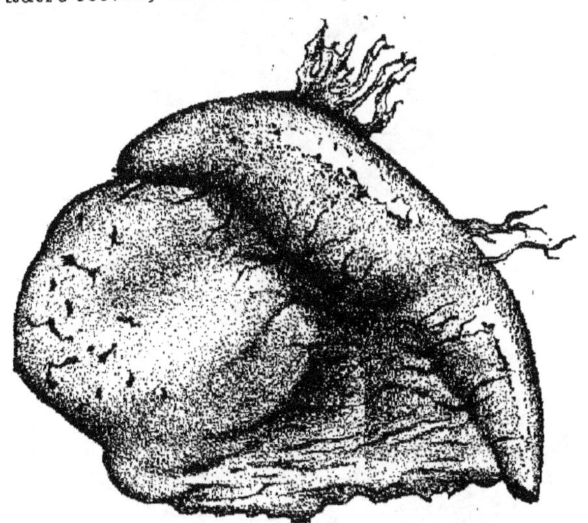

Fig. 8.

cupe tout l'ovaire ; ces cas constituent à proprement parler l'*abcès ovarien*. Le tissu de l'ovaire est distendu et réduit à une coque plus ou moins épaisse qui contient une quantité variable de suppuration. Ces abcès ont un volume très variable, quelquefois il ne dépassent pas les dimensions d'une noix, souvent ils atteignent celles d'un œuf, ou même d'une orange.

L'ovaire est souvent assez difficile à reconnaître, et maintes fois, on a enlevé des poches purulentes de ce genre sans en faire le diagnostic ; on trouve souvent mentionné que l'ovaire n'a pas été vu au cours de l'opération !

La coque qui enveloppe la suppuration, présente une épaisseur qui varie entre deux ou trois millimètres et un centimètre, les fausses membranes péritonéales qui recouvrent tous les organes viennent s'ajouter aux restes du tissu ovarien. Il faut

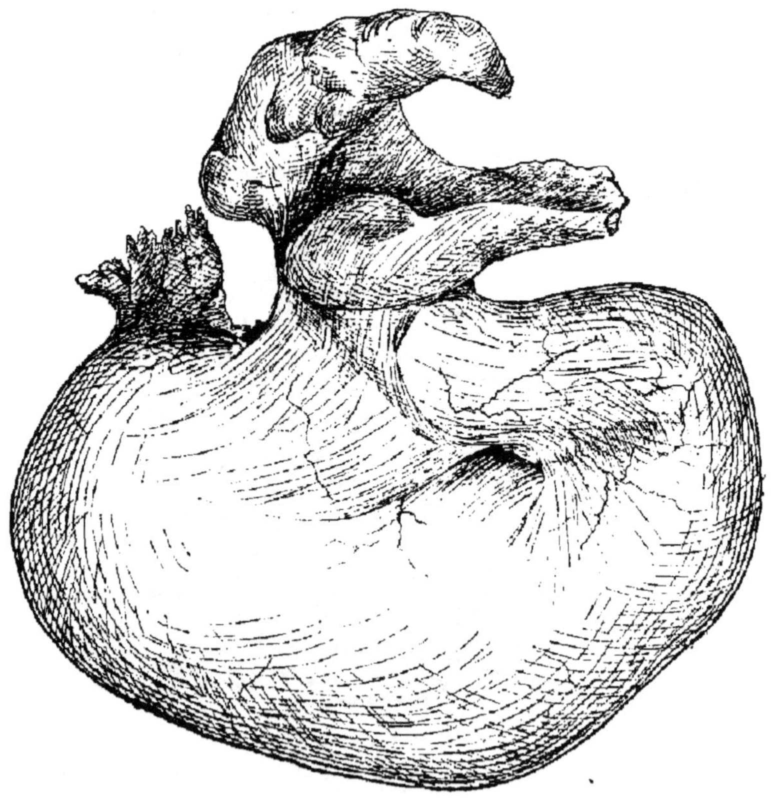

Fig. 9.

le plus souvent recourir à l'examen histologique pour reconnaître exactement la nature de ces poches purulentes ; on y rencontre parfois des vésicules de Graaf déformées, des artères hélicines, des débris de corps jaunes qui permettent d'en faire le diagnostic.

Il faut ajouter que très souvent le tissu ovarien ne concourt pas seul à fermer et à limiter ces abcès. Très souvent, nous l'avons déjà vu, le pavillon de la trompe est venu s'appliquer hermétiquement sur l'ovaire, et le saisit dans son embouchure. L'abcès est alors tubo-ovarien. Du côté de la trompe, la collection est parfois close, mais souvent aussi, le conduit tubaire

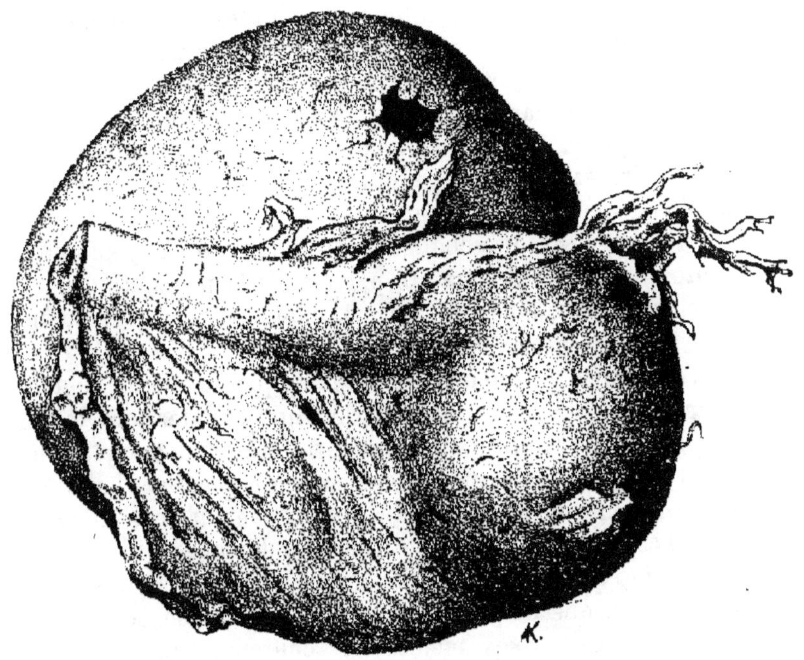

Fig. 10.

reste perméable vers l'utérus, et l'écoulement du pus est possible de ce côté. On a quelquefois constaté dans les autopsies des ruptures de semblables abcès, ruptures qui ont été suivies de péritonites généralisées mortelles.

Ces ouvertures peuvent porter sur trois points anatomiquement bien différents ; on peut les voir au point même où le pavillon s'accole sur l'ovaire ; ce sont de véritables décollements de l'adhérence pathologique tubo-ovarienne, elles peuvent enfin exister soit sur l'ovaire, soit sur la trompe.

C. — **Pelvi-Péritonite.**

Modifications dans les rapports de la trompe et de l'ovaire.

Les lésions ne sont nullement limitées aux annexes, elles atteignent la trompe et l'ovaire ensemble, le ligament large, le péritoine du petit bassin. Tous ces organes sont modifiés par l'inflammation, par les adhérences qui se produisent avec l'intestin, l'épiploon, l'utérus ; il se produit surtout des déplacements de l'ovaire et de la trompe, qui, au point de vue chirurgical, ont la plus grande importance.

La pelvi-péritonite change singulièrement l'aspect que présente normalement la cavité pelvienne ; la production de néomembranes est, dans certains cas, si intense qu'on ne peut distinguer aucun des organes.

L'extrémité inférieure du grand épiploon adhère souvent à la trompe, à l'ovaire, au fond de l'utérus ; derrière le tablier épiploïque on trouve tantôt l'intestin grêle fixé dans les mêmes points, tantôt l'S iliaque attaché par ses appendices épiploïques. Ces différents viscères écartés, on arrive sur la trompe et l'ovaire, confondus ensemble et toujours déplacés.

Il arrive quelquefois que l'ovaire et la trompe sont encapsulés dans une coque de pelvi-péritonite ; enveloppe complète formée par des fausses membranes contenant une cuillerée ou deux de liquide puriforme, au fond de laquelle on voit l'ovaire et le pavillon tubaire. Un très bel exemple de cette variété de pelvi-péritonite, emprunté à Heitzmann est représenté par Bandl (Krankheiten der Tuben, etc. *Loc. cit.*, p. 24).

Les déplacements des trompes et ovaires enflammés ont été décrits de main de maître par Aran, Siredey, Brouardel (*loc. cit.*). L'ovaire se déplace avec une constance très remarquable, en arrière et en bas. Il tombe d'abord dans la fossette sous-ovarienne, au-dessus du ligament utéro-lombaire, où il se trouve recouvert, comme coiffé par le pavillon de la trompe et par les fausses membranes qui se développent sur le péritoine avoisinant. Il peut rester là et adhérer en ce point aux parois pelviennes (il affecte là un rapport important avec le nerf obturateur), mais le plus souvent la trompe et l'ovaire descendent encore plus bas, jusque dans le cul-de-sac de Douglas; en même temps ils se rapprochent du bord de l'utérus et s'accolent à ses parties postéro-latérales et à la face postérieure du ligament large.

Les annexes peuvent tomber ainsi jusqu'au fond du cul-de-sac recto-utérin, et généralement le pavillon de la trompe recouvre l'ovaire. Comme la même lésion se produit généralement des deux côtés, la situation des organes sur l'utérus rappelle un peu, ainsi que le fait remarquer Brouardel, la position normale des vésicules séminales sur la vessie. Selon que l'inflammation est plus ou moins intense, la marche de la maladie, plus ou moins ancienne, lente ou rapide, on a tous les degrés dans ce déplacement, qui est absolument capital pour l'histoire des tubo-ovarites. Neuf fois sur dix on observe le déplacement en arrière, mais une fois sur dix on observe une autre variété qu'il est fort important de connaître aussi. Cette variété, c'est le déplacement en avant, sur *la face antérieure du ligament large*. L'ovaire se déplace rarement en avant, il suffit de voir combien sont exceptionnelles les hernies de l'ovaire ; et d'ailleurs par sa situation normale il est bien plus disposé à tomber en arrière de l'utérus qu'en avant.

Les causes qui permettent le déplacement en avant sont encore incertaines, mais les déviations et les déplacements de l'utérus en avant paraissent le favoriser, surtout l'antéflexion; car l'antéversion produit peut-être un effet inverse. Lorsque l'utérus est distendu par une grossesse assez avancée, les ovaires sont placés sur ses parties antéro-latérales; si dans ces conditions, ou au moment de la délivrance, ils deviennent enflammés, ils ont beaucoup plus de tendance à tomber en avant. Dans l'avortement qui survient à une période peu avancée il n'en est pas de même, et on observe alors, ainsi que dans la blennorrhagie, le classique déplacement en arrière.

Or, il est à remarquer qu'on a jusqu'ici décrit surtout les

pelvi-péritonites (siégeant en arrière) dans ces deux conditions : avortement, blennorrhagie ; et qu'on signale le phlegmon du ligament large, avec prédominance des manifestations inflammatoires en avant, à la suite de l'accouchement. C'est un point sur lequel nous reviendrons.

Que le déplacement se fasse en arrière ou en avant, il est toujours tubo-ovarien ; la trompe est liée à l'ovaire et ne l'abandonne pas ; elle « *partage sa fortune* » selon l'expression d'Aran.

Des rapports intimes s'établissent entre le pavillon et l'ovaire ; mais des connexions non moins étroites existent aussi entre le conduit tubaire lui-même et les abcès ovariens. Lorsque ces abcès existent, et ils sont communs, ils se trouvent placés au-dessous de la trompe et on voit parfois s'établir une communication directe entre la salpingite et l'ovaire suppuré.

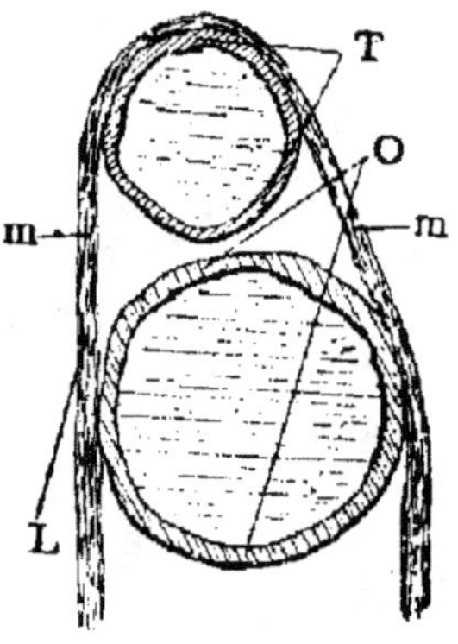

Fig. 11 schématique.

T — Trompe.

O — Ovaire suppuré.

m — Fausses membranes.

Il existe, du reste, 1 fois sur 6, ainsi que l'ont montré les belles recherches de Richard (1), des ouvertures anormales, ou pavillons accessoires, le long de la trompe, le pavillon principal peut rester indemne et sembler sain, l'inflammation va directement vers l'ovaire se transmettant par ces orifices.

Les ligaments tubo-ovariens, et utéro-ovariens sont déformés, raccourcis par l'inflammation de telle sorte que, très sou-

(1) Richard. *Anatomie des trompes de l'utérus chez la femme.* Th. Paris, 1851.

vent, trompe et ovaire sont accolés intimement au niveau de la corne utérine correspondante.

Nous devons étudier maintenant les modifications importantes qui surviennent du côté des ligaments larges.

Ligaments larges.

Abcès. — Poches péri-salpingiennes et ovariennes intra-ligamenteuses.

Le premier résultat de l'augmentation de volume de la trompe, nous l'avons montré (voir fig. 12, p. 34), est de supprimer le mésosalpinx; ce méso étant supprimé, la trompe se trouve ramenée sur le bord supérieur du ligament large, et elle entre

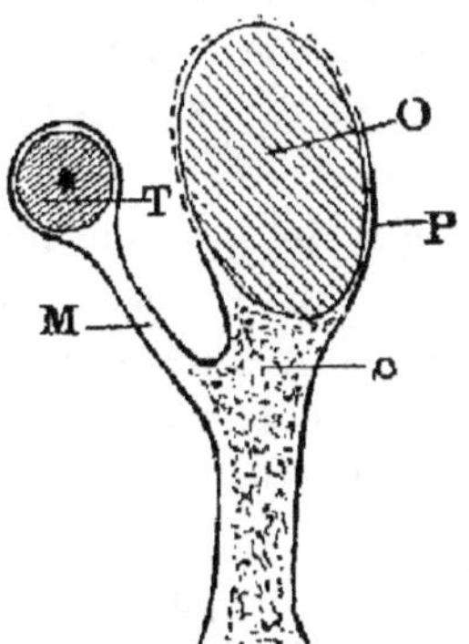

FIG. 12 SCHÉMATIQUE.

Coupe du ligament large au niveau de la trompe et de l'ovaire.

T — Trompe de Fallope.
O — Ovaire.
M — Mésosalpinx.
P — Péritoine.
c — Tissu cellulaire du mésovarium.

en contact intime avec le tissu cellulaire situé entre les deux lames du ligament. Il arrive que des salpingites se développent uniquement dans ce sens, et *dédoublent* absolument le ligament large. Pour extraire de semblables tumeurs il faut pénétrer dans l'épaisseur même du ligament, laissant bien nettement l'une de ses lames en avant, l'autre en arrière, et aller quelquefois jusqu'au plancher pelvien. C'est une première variété. Une autre variété est constituée par des abcès qui se développent aussi au-dessous de la trompe, dans le tissu cellulaire du ligament. Ces collections purulentes naissent d'une rupture limitée de la trompe, avec épanchement du contenu de la trompe dans l'épaisseur du ligament. Il ne s'agit plus là d'une trompe distendue et restée entière, mais d'un abcès infectieux

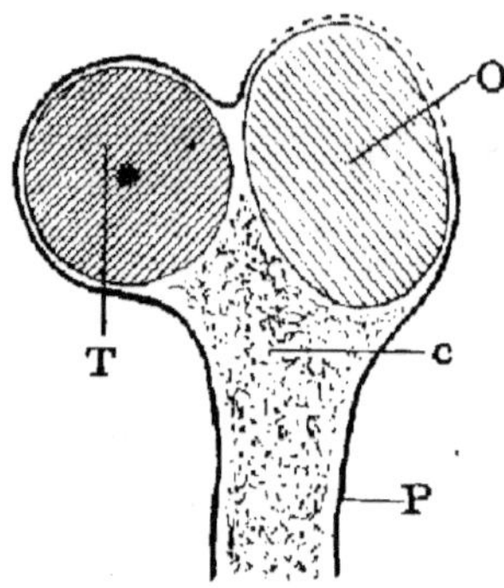

Fig. 13 schématique.

Augmentation de volume de la trompe. Dédoublement du mésosalpinx. Accolement de la trompe et de l'ovaire.

O — Ovaire.
T — Trompe.
P — Péritoine.
c — Tissu cellulaire du mésovarium.

développé dans le tissu cellulaire, au voisinage d'un conduit muqueux rompu ; les exemples de ces abcès abondent dans la pathologie des autres régions, ils ne sont pas moins fréquents ici.

Telles sont les premières lésions que déterminent les salpingites dans le ligament large, mais il en est encore d'autres.

Lorsque la tumeur tubo-ovarienne est tombée en arrière du ligament large, elle ne tarde pas à s'accoler à sa face postérieure ; l'ovaire, le pavillon, sont entourés dans leur migration par une zone de pelvi-péritonite, qui les fait adhérer à tout ce qu'ils touchent, que ce soit l'utérus, les parois pelviennes, l'épiploon, l'intestin ou enfin le ligament large. Non seulement l'ovaire devient adhérent à la face postérieure du ligament large, mais encore il est au bout d'un certain temps tellement recouvert par des fausses membranes lisses, simulant le péritoine, qu'il est disparu, et qu'on ne voit plus qu'un ligament large enflammé, élargi et épaissi. La trompe et l'ovaire ainsi emprisonnés contre le ligament large, donnent lieu ultérieurement aux abcès qui sont en voie d'évolution, et qui le plus souvent ont l'ovaire pour siège. Ces abcès arrivent même à détruire la lame postérieure du ligament large et comme les précédents, ils finissent, en réalité, par être situés dans son épaisseur.

C'est ainsi que peuvent s'expliquer les faits qui ont été rencontrés par tous les chirurgiens et dont nous rapportons plusieurs exemples, dans lesquels on est obligé d'inciser le ligament large en avant de la trompe et de le dédoubler jusqu'à sa base pour extraire les tumeurs. Ces collections peuvent fort bien prendre le nom d'abcès ou de phlegmons du ligament large; anatomiquement cette dénomination est exacte ; mais il ne faut pas perdre de vue qu'ils n'ont pas comme origine une infection utérine venue directement par les lymphatiques et qu'ils ont au contraire une origine tubo-ovarienne.

C'est ce qu'il était important de démontrer (voir les observations) ; dans l'observation I, sont relatés les détails opératoires dont nous venons de parler, et dans l'observation IV, l'examen histologique montre très nettement l'infiltration purulente du ligament large débutant autour de la trompe.

Lorsque ces faits se passent non en arrière, mais en avant du ligament large, leur pathogénie est exactement identique, mais l'aspect clinique, est, ainsi que nous le verrons, absolument celui du phlegmon du ligament large classique, avec plastron, etc.

Que les lésions soient poussées à ce point, ou qu'elles soient moins avancées, le ligament large est toujours profondément modifié. Il est épaissi, enroulé sur lui-même, porté en avant ou en arrière, selon le déplacement des annexes.

Du côté de l'utérus, on observe les lésions d'endométrite qui sont constantes, et dont nous avons déjà parlé, et des déviations variées, tantôt primitives, tantôt consécutives.

Fistules. — Lorsque les lésions sont anciennes, et particulièrement dans le cas de pyo-salpingites, il se produit très fréquemment des ouvertures fistuleuses qui font communiquer la collection avec les organes avoisinants et en particulier avec :

1° L'intestin. Le siège le plus fréquent des fistules tubo-intestinales est le rectum ; ces ouvertures se font entre les tubo-ovarites tombées dans le cul-de-sac de Douglas à 10 ou 12 centimètres au-dessus de l'anus généralement ; mais ces fistules peuvent s'établir aussi avec l'intestin grêle ou avec l'S iliaque, si fréquemment adhérent dans le petit bassin.

2° La vessie. Ces communications sont infiniment plus rares, elle se voient cependant dans le cas de migration des annexes en avant de l'utérus.

3° Nous ne connaissons pas de fistule faisant communiquer les tubo-ovarites avec l'utérus. Les communications qui s'établissent avec cet organe, et nous les croyons extrêmement fréquentes, se font par le conduit normal de la trompe restée perméable, et quelquefois très largement béante, puisque par la simple pression exercée sur une pyo-salpingite volumineuse, ou sur une hydrosalpinx, on détermine un écoulement de liquide par l'utérus.

D. — Fréquence des salpingites.

Depuis que l'attention est attirée de ce côté, les altérations des annexes sont observées très fréquemment par tous les auteurs. Siredey *(loc. cit.)* avait déjà établi qu'il existe fort peu d'affections utérines inflammatoires sans altérations des trompes et des ovaires ; les recherches plus récentes ont confirmé cette manière de voir.

Lewers (Transact. of the obst. Society of London, 4 mai 1884), ayant examiné 100 cadavres de femmes pris au hasard à London Hospital a trouvé 17 fois des altérations des trompes (Hydro-hémo-pyo-salpingite).

Winckel trouve une proportion encore plus forte : sur 500 autopsies, il trouve 300 fois des altérations légères ou prononcées de ces mêmes organes.

Martin (1) examinant non plus des cadavres mais des *malades* trouve sur 1000 malades quelconques 63 fois des affections des trompes.

On voit donc que la fréquence des tubo-ovarites est assez grande.

Unilatéralité. Bilatéralité. — Les lésions des trompes et des ovaires sont le plus souvent bilatérales d'après les cas dont nous

(1) MARTIN. *Naturforscher Versammlung.* Berlin, 1886.

avons eu connaissance, cependant Martin (*loc. cit.*) arrive à un résultat différent ; sur 287 malades qu'il a observées, il a trouvé :

91 fois bilatéralité des lésions.

58 fois le côté droit était seul pris, 138 fois le côté gauche était seul malade.

Il faut observer que ces résultats sont ceux de l'examen clinique, non de recherches d'autopsie, car nous savons que pièces en main la lésion des deux côtés est la règle. C'est du reste l'opinion de Lawson Tait qui soutient énergiquement l'ablation bilatérale des annexes, alléguant que primitivement ou consécutivement les deux côtés sont toujours pris. Un autre point est à remarquer dans le très intéressant relevé de Martin, c'est la prédominance extrêmement nette des lésions à *gauche ;* c'est un fait constaté de longue date par tous les gynécologistes, que la périmétrite, l'ovarite, etc. sont plus fréquentes à gauche. Les élèves de Gallard se rappellent tous combien il insistait sur ce point.

On a donné plusieurs raisons, dont la meilleure n'est pas très bonne, pour expliquer ce fait. On a invoqué la disposition des veines tubo-ovariennes à gauche, la présence de l'S iliaque, etc. ; il y a sans doute quelque particularité dans l'orifice tubo-utérin gauche, ou dans les déviations du fond de l'utérus qui pourront l'expliquer, car c'est dans ce sens qu'il faut chercher et non pas dans des troubles hypothétiques de la circulation sanguine.

La périmétrite est plus fréquente à gauche, peut-être faut-il voir une relation entre ce fait et cet autre, que les déchirures du col après l'accouchement se font à gauche aussi ; il y a là une circonstance qui paraît être favorable à la propagation par les lymphatiques.

CHAPITRE II

ÉTIOLOGIE ET PATHOGÉNIE

Blennorrhagie. — Infections puerpérales. — Infections diverses. — Maladies de l'utérus.

Les maladies de la membrane muqueuse qui tapisse la surface interne de la trompe de Fallope sont des affections de la muqueuse utérine prolongées. La salpingite en un mot est la suite et la conséquence de l'endométrite ; à la salpingite succède presque toujours l'ovarite. Enfin, salpingites et ovarites sont *toujours* accompagnées par la pelvi-péritonite.

Pendant longtemps on a invoqué pour les inflammations des annexes de l'utérus une étiologie tout à fait différente de celle qu'on admet dans les autres appareils organiques. La continuité des muqueuses est partout invoquée comme une condition et une explication des inflammations qu'on voit se produire dans les conduits muqueux ; c'est par exception qu'on l'invoquait pour la trompe de Fallope. Si nous cherchons comment les choses se passent dans les régions qui présentent des conditions anatomiques semblables, ne voyons-nous pas d'une façon indéniable tous les conduits muqueux s'enflammer avec la plus grande facilité lorsque les cavités muqueuses dans lesquelles ils viennent s'ouvrir sont elles-mêmes malades ? Il nous suffira de citer les inflammations graves des voies lacrymales à la suite de maladies infectieuses des fosses nasales, inflammations qui déterminent quelquefois, du côté de l'œil, des phénomènes si sérieux de kératite infectieuse à hypopion. Ne voyons nous pas les inflammations de l'arrière-gorge se propager à la trompe d'Eustache avec une facilité extrême, et ne savons-nous pas quelles en sont les conséquences parfois désastreuses pour l'oreille moyenne et le rocher. On pourrait citer cent autres exemples ; mais sans les chercher si loin, si nous pensons à ce qui se passe du côté de l'appareil urinaire, ne voyons-nous pas combien est commune l'extension des uréthrites à la vessie, et l'extension de la cystite aux uretères, les urétérites et les pyélites ascendantes amenant des désordres irréparables dans le rein, est-il une notion qui ait été plus féconde dans la pathologie urinaire ? Mais ces faits sont tellement connus qu'il est presque banal de les rapporter. Dans l'appareil génital, les inflammations ne se comportent pas d'une autre façon ; comme dans l'appareil urinaire, elles sont *ascendantes*, elles tendent à *monter*, et pour parcourir tout le canal génital, la voie muqueuse leur suffit complètement. Est-il besoin pour cela de nier les inflammations qui naissent de la muqueuse utérine et rayonnent dans le tissu-cellulaire par la voie lymphatique et cellulaire ? Personne n'y songe ; l'existence de ce processus est établie par l'anatomie et par la clinique ; il répond à des types morbides parfaitement distincts et qui sont admis définitivement. Mais la fréquence de ces faits est beaucoup moins grande qu'on ne l'a cru ; il est bien certain que devant les gynécologistes mieux informés beaucoup de prétendus phlegmons du ligament large disparaîtront et se transformeront en tubo-ovarites.

Faut-il admettre maintenant que les salpingites puissent succéder à une propagation d'inflammation utérine par les lymphatiques du ligament large ? Une semblable origine semble tout à fait problématique. On ne comprend guère qu'une lymphangite puisse se propager à la muqueuse de la trompe ; qu'il puisse en résulter une périsalpingite, à la rigueur on peut l'admettre ; mais si nous voyons souvent le tissu cellulaire et les lymphatiques situés autour de conduits muqueux être intéressés à la suite des maladies qui affectent ces conduits, le contraire est bien rare. Des lésions de ce genre peuvent, comme les brides péritonéales, amener peut-être des rétrécissements du calibre tubaire et la rétention plus ou moins complète des produits sécrétés normalement par la trompe ; mais ce mécanisme est exceptionnel.

Les salpingites reconnaissent donc comme cause les inflammations variées de la muqueuse utérine ou *endométrites*. La nature des endométrites a été parfaitement étudiée de nos jours, et leur pathogénie est désormais fixée : elles sont d'origine infectieuse. Mais les infections qui se développent dans le conduit vagino-utérin, sont elles-mêmes très nombreuses, et quelques-unes sont encore incomplètement connues ; la plupart des organismes infectieux pathogènes peuvent vraisemblablement se développer dans le milieu vulvo-vaginal, et un certain nombre peuvent sans doute pénétrer dans l'utérus et dans les trompes et y déterminer des affections qui jusqu'à présent nous paraissent grossièrement semblables, alors qu'elles reconnaissent pour cause un organisme différent.

Nous mentionnerons d'ailleurs plus loin une classification proposée par Sänger et qui repose sur ces données. Ici nous passerons successivement en revue les causes les plus fréquentes d'endométrite et de salpingite.

1° *Blennorrhagie*. — Nous n'hésitons pas à mettre en première ligne l'infection blennorrhagique qui est d'ailleurs regardée comme la cause la plus fréquente par la plupart des auteurs. Depuis que Næggerath a rappelé l'attention sur la gravité de la blennorrhagie latente chez la femme, sur sa fréquence et sur la gravité de ses complications profondes, l'accord est à peu près complet sur ce point. Ces faits avaient déjà été mis en lumière par Ricord, puis par Bernutz, mais Næggerath a eu vraiment le mérite d'attirer l'attention sur des formes latentes, en quelque sorte larvées, qui n'en amènent pas moins des endométrites rebelles et des complications profondes tubo-ovariennes et péritonéales. Ça a été une grande erreur de croire, comme on l'a fait longtemps, que la blennorrhagie chez la femme était une affection presque vulvaire, avec inflammation du méat urinaire et des conduits excréteurs de Bartholin. Ces distinctions trop subtiles n'ont plus de raison d'être.

La blennorrhagie est une maladie infectieuse, qui s'empare d'abord de tout le vagin et qui de là rayonne d'une part vers l'urèthre, la vessie et le rein, et de l'autre vers l'utérus, les trompes et le péritoine. Ces extensions graves ne se font pas, dans tous les cas, pas plus que tous les hommes atteints d'uréthrite blennorrhagique n'ont de la cystite ou de l'orchite ; là interviennent des conditions de résistance du sujet, d'hygiène, de traitement qui nous importent peu pour le moment. La blennorrhagie tend à monter et à pénétrer profondément, voilà l'important ; et elle a cette tendance, non seulement à la période de pleine acuité, mais encore lorsqu'elle est devenue chronique, et en apparence tout à fait insignifiante.

La fréquence de la blennorrhagie est loin d'être aussi grande que le veut Nœggerath, puisque d'après cet auteur les trois quarts des femmes mariées de New-York ont ou ont eu la blennorrhagie ; mais certes elle est grande cependant. Beaucoup de jeunes mariées prennent la blennorrhagie au moment des premiers rapprochements, et deviennent malades peu de temps après le mariage, sans autre motif que celui-là ; et certes, la blennorrhagie est une des plus graves maladies qui puissent atteindre une jeune femme, car, par ce fait, non seulement elle peut être rendue « *infirme* » pour toute la période sexuelle, mais encore irrémédiablement inféconde, sans parler des dangers de mort par péritonite aiguë qui peuvent survenir soit d'emblée, soit plus tard par suite de la rupture d'une trompe ou d'un ovaire suppurés.

L'infection blennorrhagique profonde peut donc se manifester sous deux formes : une forme aiguë que Bernutz a admirablement étudiée et qui d'après lui éclate vers la troisième ou la quatrième semaine de la maladie, et une forme tardive survenant quelquefois après plusieurs années.

2° *Infections succédant à l'avortement ou à l'accouchement.* — Ces causes sont aussi des plus fréquemmemt relevées dans les observations de tubo-ovarites ; l'avortement donne lieu peut-être plus souvent que l'accouchement à terme, aux complications profondes du côté des trompes et du péritoine; mais il faut songer que l'avortement est lui-même un acte pathologique, que, très souvent, il reconnaît pour cause une blennorrhagie antérieure ou encore qu'il succède à des altérations déjà anciennes des annexes dues à la même cause ; enfin très souvent l'avortement est suivi de la rétention de quelque débris de membranes ou de placenta, condition éminemment favorable au développement d'une infection utérine.

L'accouchement, surtout s'il a été laborieux et long, joue le même rôle que l'avortement ; il est suivi trop souvent d'une endométrite d'inoculation, qui à un moment ou à l'autre rayonne du côté des trompes.

Un certain nombre d'auteurs pensent que les salpingites succèdent plus fréquemment aux accidents post puerpéraux qu'à la blennorrhagie ; mais il faut bien remarquer que l'avortement et l'accouchement ne font souvent qu'ouvrir la porte à une infection blennorrhagique installée de longue date dans les voies vaginales, et ne sont en quelque sorte que l'occasion qui permet à la blennorrhagie de suivre sa marche ascendante ; de telle sorte que nombre d'accidents qui succèdent à l'accouchement prématuré ou à terme, sont en réalité des accidents blennorrhagiques.

Il faut se rappeler combien étaient fréquentes les ophthalmies blennorrhagiques chez les nouveau-nés avant l'introduction de la méthode antiseptique d'une part, et de la pratique de Credé, plus ou moins atténuée d'autre part. L'enfant prend une conjonctivite purulente et chez la mère surviennent des complications profondes.

Il est certain, en effet, que nous pouvons beaucoup contre ces sortes d'infections par une méthode antiseptique rigoureusement appliquée.

Il semble d'ailleurs qu'au point de vue puerpéral, les infections qui déterminent des complications salpingiennes sont des infections déjà *atténuées*.

Dans les infections si graves qui constituent la fièvre puerpérale proprement dite, de plus en plus rare heureusement aujourd'hui, les éléments infectieux pénètrent par toutes les voies, par les trompes et par les lymphatiques, mais surtout sans doute par les lymphatiques. Les effets de semblables intoxications étaient foudroyants et en quelques jours les femmes succombaient. Le propre des infections blennorrhagiques et puerpérales atténuées est au contraire de cheminer lentement, de déterminer des foyers limités sur le trajet du canal tubaire, de provoquer une réaction inflammatoire qui amène des adhérences; les colonies infectieuses trouvent devant elles des tissus qui leur résistent et qui les enkystent, au moins pour un certain temps.

Parfois elles laissent à peine trace de leur passage dans les parties internes de la trompe, c'est ainsi qu'on trouve souvent des lésions de l'infundibulum, de l'ovaire, alors que la moitié interne de la trompe est en apparence saine. Mais ces cas sont toujours des cas antérieurs, l'inflammation a progressé peu à peu ne laissant derrière elle que de légères traces.

3° *Infections instrumentales.* — Ce sont des infections en quelque sorte banales qui succèdent à une intervention non soigneuse sur l'utérus ; on les voit suivre une hystérométrie septique, un curettage, un tamponnement ; il est inutile d'y insister. Les phénomènes graves observés souvent à la suite de la simple introduction d'un hystéromètre dans l'utérus n'ont pas d'autres causes. Combien de médecins, pour les avoir éprouvés, ont renoncé à l'hystéromètre, qui n'avaient qu'à laver leur instrument ! Il en est de même pour les applications de forceps pratiquées avec des instruments malpropres.

Drainage défectueux de l'utérus. — Il y a dans le drainage défectueux de la cavité utérine et dans le difficile écoulement des liquides que sécrète un utérus légèrement enflammé, une cause très puissante de complications salpingiennes ; cette question qui est fort peu étudiée par la plupart des auteurs, est cependant traitée très complètement par Gyl. Wylie (1); elle est indiquée aussi par M. Doléris, dans son mémoire sur l'endométrite (Nouvelles archives d'obstétrique, 1887).

Ce drainage incomplet peut provenir d'une *occlusion plus ou moins complète du col* ; les différentes causes qui amènent un mauvais drainage par ce mécanisme sont en premier lieu l'*atrésie du col*. Si cette atrésie survient sur un utérus qui sécrète une certaine quantité de liquide, des accidents se produisent infailliblement qui ne sont levés que par la dilatation de l'orifice.

(1) Wilie. *The medical Record*, 24 janvier 1885.

Le cancer du col peut dans certaines conditions amener passagèrement une occlusion plus ou moins complète du col et déterminer des complications profondes ; que le cancer siège au col ou dans la cavité, il agit aussi en déterminant de l'endométrite infectieuse, et des salpingites consécutives qui ne sont pas sans gravité pour le pronostic immédiat de l'hystérectomie vaginale (1).

Les fibromes utérins peuvent aussi mécaniquement déterminer une occlusion du col utérin ; ils peuvent ainsi, par les saillies qu'ils font si souvent dans la cavité utérine, amener au-dessus du point où ils siègent une rétention de mucus, de sang, dans un diverticulum plus ou moins étendu. Dans un utérus ainsi rendu irrégulier et anfractueux les infections se produisent avec la plus grande facilité. Cette conséquence survient encore plus facilement lorsque des plaques de sphacèle viennent à se produire à la surface d'un polype. Qu'il y ait ou non gangrène, les fibromes qui font saillie dans la cavité utérine déterminent toujours un degré plus ou moins prononcé d'endométrite. Parfois ce n'est pas sur l'utérus qu'agit la tumeur fibreuse, mais sur l'orifice même de la trompe : on a vu plusieurs fois des fibromes interstitiels développés dans la paroi utérine au niveau de l'ostium uterinum, l'oblitérer d'une façon complète ; il en résulte la rétention, dans l'intérieur de la trompe, des produits sécrétés par sa muqueuse.

Un autre ordre de causes s'opposant aussi au drainage utérin est constitué par les *déviations utérines*. Ici la question est plus obscure. Il y a un fait incontestable : les tubo-ovarites, qu'il y ait prédominance de salpingite ou d'ovarite, quelle que soit la variété de la lésion, s'accompagnent presque toujours de déviation utérine. On peut observer les déviations totales ou partielles en avant et latéralement ; celles qu'on rencontre, pour ainsi dire constamment, sont celles en arrière. Mais sont-elles primitives ou secondaires ? Dans toute flexion utérine un peu prononcée, dans la rétroflexion en particulier, il y a au niveau du point de courbure un véritable aplatissement de la cavité, et par suite un rétrécissement ; il en résulte que

(1) Lebec, *Gazette des hôpitaux*, janvier 1888.

dans le segment postérieur se produit une sorte de cavité qui n'a qu'un drainage tout à fait incomplet et dans laquelle des liquides peuvent stagner. Ces utérus étant toujours atteints d'endométrite chronique, les conditions nécessaires au développement de complications tubo-ovariennes sont donc réalisées.

Mais, d'autre part, dans le cas de pelvi-péritonite aiguë, dès que l'ovaire et la trompe enflammés ont acquis un certain volume, ils tombent à la partie postérieure de l'utérus, et ils tendent à l'attirer à leur suite, et on peut voir ainsi un utérus, atteint d'endométrite infectieuse, mais dont la situation était encore normale, être dévié après que les annexes sont malades.

Il est donc assez difficile de savoir quel est l'élément primitif; mais il paraît logique d'admettre que dans les cas de déviations anciennes d'utérus atteints de métrite chronique, les tubo-ovarites sont secondaires; et que dans les cas d'infection aiguë, la déviation utérine est au contraire consécutive aux lésions des annexes.

La *salpingite papillomateuse*, étudiée par Alban Doran (*Obst. Society of London*, 3 novembre 1886), reconnaît une étiologie tout à fait spéciale. Dans la discussion qui eut lieu à ce propos, le Dr Routh déclara qu'il connaissait des faits du même genre. Pour lui, les papillomes peuvent se propager aux trompes aussi bien que la blennorrhagie. On les rencontre uniquement chez les femmes ayant des rapports sexuels, ils sont très contagieux et peuvent se prendre comme les verrues ordinaires. Le contact d'une végétation pourrait suffire pour en faire naître une autre. La sécrétion à laquelle donnent lieu ces papillomes est très variable selon leur siège. A la vulve et dans le vagin, ils donnent lieu à un écoulement très fétide, dans l'utérus à un écoulement sanguin, à des métrorrhagies plus ou moins abondantes. Dans les trompes tantôt ils peuvent produire une irritation violente avec occlusion du pavillon qui prévient l'extension des lésions au péritoine; tantôt ils amènent la sécrétion d'un liquide séreux, peu irritant qui s'écoule librement dans le péritoine, sans que le pavillon se ferme par adhérences; il en résulte la production d'une ascite quelquefois assez abondante (hydropéritonite). Il semble très probable que les papillomes des franges peuvent donner lieu à des productions analogues sur le péritoine et les ovaires. Après l'opération les papillomes du péritoine peuvent disparaître ou revêtir un caractère malin.

Nous n'avons pas trouvé d'autres faits que ceux de Doran et de Routh, et nous devons nous en rapporter à ce que nous en disent ces auteurs. Nous retiendrons de cette forme, comme très spécial, l'épanchement de sérosité dans l'abdomen ; l'absence de réaction inflammatoire et d'adhérences est aussi tout à fait remarquable.

Tuberculose. — La fréquence de la tuberculose est très grande, et bon nombre de lésions des trompes, de pyo-salpingites en particulier, reconnaissent comme cause première la présence du bacille de Koch.

Bernutz, Siredey, Brouardel, avaient montré cette fréquence. La question a été reprise de nos jours à un autre point de vue. On s'est demandé si la tuberculose était simplement une localisation se faisant dans un organisme infecté, ou si l'infection se faisait là primitivement après pénétration par les voies génitales internes (1) (voir thèse de Derville, 1888). Cette dernière hypothèse est certes très séduisante, la fréquence de la tuberculose génitale de la femme, la fréquence très grande aussi, quoique moindre, des mêmes lésions chez l'homme semblent plaider en sa faveur. Mais la question est loin d'être résolue et nous n'y insisterons pas. Cependant il faut remarquer qu'autrefois on avait coutume de dire que les malades atteintes de suppurations du petit bassin, succombaient souvent à la tuberculose; or, ces malades ne deviennent pas tuberculeuses, elles le sont dès le début de l'affection, et la localisation est presque toujours tubo-ovarienne.

On a cité d'assez nombreux cas de salpingite chez des *jeunes filles* encore *vierges*, et qu'il semble difficile d'expliquer autrement que par une inflammation primitive des ovaires; mais n'existe-t-il pas très fréquemment même avant la puberté des

(1) FERNET. *Société médicale des hôpitaux*, octobre 1884.

leucorrhées, et des écoulements vaginaux qui démontrent l'existence de catarrhes de la muqueuse vagino-utérine. La contagion blennorrhagique peut se faire du reste de plus d'une façon et même, dans ce cas, on pourrait sans doute la retrouver facilement. Du reste le gonocoque de Neisser n'est pas le seul microbe qui puisse se développer dans un vagin dont la propreté n'est pas suffisante ; il y a sans doute beaucoup d'organismes non encore isolés qui peuvent y vivre et y développer des inflammations; on a décrit des vulvo-vaginites propres aux petites filles qui ne reconnaissent pas d'autre cause.

Marche des lésions. — Dans la tubo-ovarite infectieuse, et c'est elle que nous avons surtout en vue, trois éléments sont toujours atteints. La trompe, l'ovaire, le péritoine (comprenant le ligament large). Dans l'immense majorité des cas la trompe est d'abord malade, l'ovaire ensuite, puis le péritoine, ces deux derniers étant souvent atteints simultanément. En est-il toujours ainsi ? existe-t il des cas dans lesquels l'ovaire est d'abord enflammé; les lésions atteignant secondairement la trompe et le péritoine ?

Voyons d'abord l'ovaire. Tous les auteurs qui se sont occupés de l'ovarite ont relevé, avec une constance remarquable, les lésions concomitantes de la trompe ; Aran, Gallard, Siredey y reviennent à chaque instant ; Aran (1), allant même plus loin dans le même sens dit qu'il n'a jamais « rencontré l'ovaire en« flammé sans rencontrer en même temps une inflammation « chronique de la membrane interne de l'utérus, un catarrhe « utérin avec ou sans ulcération du col ». Plus loin il ajoute : « Un très grand nombre de ces affections utérines que l'on « observe principalement chez les jeunes filles vierges ou les « femmes n'ayant pas eu d'enfants, chez lesquelles la maladie « semble être causée par du catarrhe utérin, avec ou sans ulcé « ration du col, ne reconnaissent par d'autres causes et sont « entretenues indéfiniment par la présence d'une ovarite chro« nique ». La constatation du fait anatomique nous suffit ; mais

(1) ARAN. *Leçons cliniques sur les maladies de l'utérus et des annexes.*

au point de vue pathogénique nous renversons les termes. L'ovarite chronique est causée et entretenue par l'endométrite chronique.

Nous ne croyons pas qu'il puisse exister d'ovarite primitive, essentielle, se terminant par production d'un ou plusieurs foyers purulents dans l'épaisseur de l'organe; les faits de ce genre qu'on a pu voir se produire dans certaines fièvres la variole, la rougeole, la fièvre typhoïde, etc., etc., sont d'un tout autre ordre, et nous ne voulons pas nous en occuper ici.

Les observations publiées par notre collègue et ami Dalché, dans sa thèse « sur l'ovarite » (1), nous paraissent passibles de quelques objections qui leur enlèvent une partie de la signification qu'on veut leur donner. L'observation I de cette thèse très intéressante, représente pour nous un exemple manifeste de tubo-ovarite d'origine très probablement utérine. Elle a trait à une jeune femme de 21 ans dont la menstruation était irrégulière depuis plusieurs mois, et qui éprouvait de vives douleurs dans le bas-ventre. Elle entra à l'Hôtel-Dieu, dans le service de mon regretté maître Gallard, « elle y est prise pendant la nuit, de violentes douleurs abdominales dont le maximum siège au-dessus de l'arcade crurale gauche. La fièvre s'allume, l'appétit disparaît; il *s'écoule par le vagin une matière jaune purulente*, teintée de sang. Au toucher, le vagin est très chaud, le col de l'utérus immobile, et porté à droite, le cul-de-sac droit presque complètement effacé.

Le cul-de-sac gauche est élargi, rempli par une tuméfaction dure, très douloureuse à la pression, sur laquelle on sent quelques battements ; cette tuméfaction se prolonge un peu dans le cul-de-sac postérieur, par la palpation abdominale, on fait naître une vive douleur dans la fosse iliaque gauche.

Trois mois après cet examen, la malade meurt d'hémorrhagie cérébrale, et à l'autopsie il est dit :

Les deux ovaires présentent à leur surface des fausses membranes de péritonite adhésive qui les relient à l'utérus, aux trompes, etc., etc. Ces fausses membranes sont localisées au-

(1) Paul Dalché. *De l'ovarite*, Th.; Paris, 1885.

tour des deux ovaires et ne se retrouvent en aucun autre point du péritoine pelvien.

L'ovaire gauche est énorme, il a 6 centimètres de large, sur 5 de haut. L'ovaire droit, du volume d'une petite noix, a basculé et reste suspendu le long du bord de l'utérus, son grand axe dirigé de haut en bas ; son extrémité externe, devenue inférieure, arrive à peu près un peu au-dessus du niveau du col.

A la coupe, ces deux organes présentent des lésions fort remarquables. Dans l'ovaire gauche, on trouve de nombreuses cavités; l'une d'elles, la plus grande, grosse comme une amande, renferme un caillot sanguin noirâtre, encore fluide, tout à fait récent. Mais les autres cavités, dont la dimension varie du volume d'une tête d'épingle à celui d'un pois, contiennent : les unes une matière franchement puriforme, les autres une espèce de smegma rougeâtre. L'ovaire droit moins altéré contenait aussi du pus.

Sur l'état du vagin, de l'utérus, et des trompes, il est dit ceci :

Sur la paroi vaginale, trois petites ulcérations arrondies très superficielles. Rien dans l'utérus. Les trompes *sont augmentées de volume, flexueuses.*

L'examen des trompes n'ayant pas été poussé plus loin, nous ne savons ni quel était l'état de la muqueuse, ni si elles contenaient du pus. Mais des trompes flexueuses et augmentées de volume ne sont pas normales. Elles présentent tous les caractères extérieurs de la salpingite catarrhale; pour nous il n'est pas douteux qu'elles offraient en outre des lésions avancées, de beaucoup antérieures sans doute aux lésions de l'ovaire, et que dans ce cas comme dans tous ceux dont nous avons eu connaissance, l'ovarite était secondaire.

Au point de vue symptomatique, cette malade a présenté d'ailleurs les signes habituels de la tubo-ovarite aiguë infectieuse, d'origine blennorrhagique probablement.

Or ce fait est donné comme un exemple typique d'ovarite essentielle; nous nous croyons autorisé à dire que tous les faits de ce genre, se rapportent à des ovarites infectieuses, à inoculation d'origine utéro-tubaire.

Si nous sommes aussi affirmatif pour ce qui concerne l'ovarite, nous le serons encore plus au sujet de la PELVI-PÉRITONITE. Il n'existe pas de pelvi-péritonite primitive, essentielle. Toutes les pelvi-péritonites sont symptomatiques de la lésion des organes du petit bassin. Parmi ces organes, les trompes et les ovaires revendiquent l'immense majorité des cas ; l'orifice du pavillon de la trompe est vraiment comme une bouche qui souffle l'inflammation sur le péritoine qui l'entoure.

Il y a du reste une particularité qui frappe lorsqu'on examine la région pelvienne sur un certain nombre de cadavres de femme ; presque tous les sujets présentent autour de l'utérus des brides variées, épaisses ou ténues, qui rayonnent dans différents sens ; or ces brides ne sont nulle part plus marquées que dans le cul-de-sac postérieur ; leur maximum d'intensité répond à l'orifice de la trompe. Dans le cul-de-sac antérieur, on en voit fort peu. Elles restent là comme la signature indéniable des inflammations intenses ou modérées qui prennent incessamment leur point de départ dans l'orifice péritonéal de la trompe de Fallope. Il se fait pour le péritoine ce qui s'accomplit pour les autres membranes du même genre ; les inflammations des séreuses, qu'il s'agisse de la plèvre, de la vaginale, ou d'une autre, sont symptomatiques et jamais essentielles.

On a invoqué pour le développement de certaines pelvi-péritonites, le traumatisme d'un « coït effréné » (1), et on les a nommées « congressives » ou encore « balistiques ». Ces dénominations sont certes très caractéristiques, et il est fâcheux sans doute de les sacrifier ; mais le traumatisme, si tant est qu'il y ait traumatisme, est incapable d'engendrer de pareils maux, sans le secours puissant des infiniment petits. Un coït modéré accompagné de gonocoque, sera toujours plus dangereux qu'un « coït effréné » *aseptique*. Ce qu'on a décrit sous ce nom répond à des tubo-ovarites blennorrhagiques exaspérées par des excès de coït.

(1) *Dict. de* JACCOUD. Art. Pelvi-péritonite, p. 771.

Hydro-salpingite.

Les conditions du développement de l'hydro-salpingite sont un peu différentes, l'accumulation de sérosité est généralement un fait secondaire. On voit ce fait se produire, ou bien lorsqu'il existe des arrêts de développement du canal génital, arrêts de développement qui peuvent porter sur l'utérus, sur les trompes laissant les orifices imperforés. Mais le plus souvent les hydro-salpingites succèdent soit à des hémo-salpingites (Martin, *loc. cit.*), soit à des pyo-salpingites. Très souvent elles résultent de rétrécissements de la trompe dus à des brides péritonéales (Bandl) (1). La durée et la marche de ces affections est beaucoup plus lente et ne présente pas l'acuité des salpingites proprement dites.

Hémato-salpinx.

On peut voir l'hémato-salpinx ou hématome de la trompe survenir dans des conditions très différentes.

Les arrêts de développement, imperforation de l'hymen, imperforation du col, utérus bifide, etc., s'accompagnent souvent d'accumulation de sang dans les oviductes, et on a pu voir dans ces cas les caillots remonter jusque dans la cavité péritonéale. On voit survenir fréquemment des hémorrhagies dans des trompes atteintes de pyo-salpingite aiguë ou chronique, le fait est fréquent dans la salpingite d'origine blennorrhagique; enfin il est possible que quelques faits répondent à des grossesses tubaires arrêtées à leurs premières périodes de développement.

Pour tous les cas, salpingites séreuses, sanguines, purulentes, il est certain qu'une inflammation primitive, infectieuse est l'origine et la cause des premiers troubles. Toute l'évolution successive est sous la dépendance des occlusions variées qui se produisent soit aux extrémités, soit sur le trajet de la

(1) BANDL. *Krankheiten der Tuben*, p. 9.

trompe. Ces oblitérations, dont le mécanisme varie, déterminent la rétention soit du pus ou du mucus sécrété, soit du sang exhalé par la muqueuse des trompes. Dans certains cas le conduit tubaire reste perméable vers l'utérus, et son contenu peut s'y vider constamment ou par intermittences ; souvent il reste ouvert à son extrémité externe et verse par moments des liquides irritants dans le petit bassin, y déterminant des poussées répétées de pelvi-péritonite.

Pour le développement des grosses tumeurs, c'est l'occlusion de l'infundibulum qui a le plus d'importance ; on peut en effet voir des trompes devenir très volumineuses quoique l'orifice tubo-utérin ne soit pas oblitéré.

Les liquides purulents qui ont séjourné longtemps dans les trompes prennent quelquefois un aspect tout à fait spécial, qui s'éloigne de l'apparence ordinaire de la suppuration. Ils ne changent pas moins au point de vue bactériologique, car très souvent, de l'aveu des hommes les plus compétents, MM. Cornil, Martin, Mundé, Wylie, il est souvent difficile de trouver des microbes ; dans les cas anciens le bacille de Koch est assez fréquemment trouvé et dans les liquides, et dans les parois des trompes.

Le gonocoque de Neisser qui devrait se trouver presque dans tous les cas, paraît être assez difficile à rencontrer même dans les cas où la nature de la maladie ne peut être mise en doute pour beaucoup d'autres raisons. On cite les cas dans lesquels il a pu être décelé : un cas a été relaté par Westermark, de Stockholm, dans le journal *Hygiæa*, janvier 1886, t. XLVIII.

Un autre plus récent appartient à Ortmann, examinant des trompes enlevées dans le service de Martin, à Berlin (Gesellschaft für Geburtshilfe und Gynækologie, Berlin, 28 janvier 1887).

Il faut voir là, la modification propre aux suppurations longtemps enkystées au milieu des tissus, et contre lesquelles l'organisme a lutté longtemps. Nous allons voir qu'on a pu dans quelques cas, constater la présence d'organismes autres que ceux de la tuberculose et de la blennorrhagie.

CLASSIFICATION DES SALPINGITES

On peut classer les salpingites à plusieurs points de vue.

MM. Cornil et Terrillon (*loc. cit.*) ont proposé une classification qui est anatomique et étiologique en :

1° Salpingites catarrhales végétantes ;

2° Salpingite purulente (pyo-salpingite) ;

3° Salpingite hémorrhagique (hémo-salpingite) ;

4° Salpingite blennorrhagique ;

5° Salpingite tuberculeuse.

Mais si on veut rester sur le terrain anatomique, on ne peut séparer la salpingite blennorrhagique de la pyo-salpingite ; ce n'est le plus souvent qu'une seule et même chose ; il en est de même de la salpingite tuberculeuse.

Au point de vue anatomique, il y a donc :

1° Des salpingites muqueuses : catarrhale végétante, papillomateuse ;

2° Des salpingites interstitielles ;

3° Des pyo-salpingites : septiques, puerpérales, blennorrhagique, tuberculeuse, hémorrhagique ;

4° Des Hydropisies de la trompe ;

5° Des Hématomes de la trompe sans inflammation.

Nous donnons cet essai de classification sans y tenir beaucoup. Le véritable classement est le classement étiologique tel qu'il a été proposé par Sänger dans une lettre adressée en réponse à Lawson Tait, et publiée dans « *The American journal of obstetrics*, 1886 ». Cette classification repose sur la détermination des organismes infectieux qui causent les salpingites ; comme un certain nombre sont encore inconnus, elle est forcément inachevée.

1° Salpingites causées par des organismes connus :

a) Salpingite blennorrhagique (gonocoque de Neisser).

b) Salpingite tuberculeuse (bacille de Koch).

c) Salpingite actinomycotique (1) (actinomyces bovis de Bollinger).

(1) Cette variété a été décrite une seule fois par Adolphe Zemann (über die Aktinomykose des Bauchfelles und der Baucheingeweide beim Menschen. *Me-*

2° Salpingites dues à des microbes spécifiques identiques à ceux que produisent les infections des plaies.

a) Septique ; b) pyohémique ; c) diphthérique ; d) phlegmoneuse ; e) érysipélateuse.

3° Salpingites produites par des microbes spécifiques encore inconnus.

a) Salpingites purulentes survenant chez les jeunes filles vierges.

b) Salpingite syphilitique.

On ne peut évidemment pas faire à une telle classification le reproche d'être incomplète ; quant à celui d'être artificielle, c'est une autre question.

Nous retiendrons la dernière variété : salpingite syphilitique. Sänger cite comme salpingite syphilitique deux faits : l'un de Bouchard et Lépine, l'autre de Wylie.

Nous avons lu le fait de Bouchard et Lépine (Société de biologie, 1866, in *Gazette médicale de Paris*, 1866, n° 226).

L'observation a pour titre : *Syphilis tertiaire ; ramollissement tertiaire ; hépatite, gommes des trompes de Fallope.*

Il est dit au début....... on ne peut avoir de renseignements positifs sur l'existence antérieure d'accidents syphilitiques.....

Le passage relatif aux organes génitaux est ainsi conçu :

« L'utérus est en antéflexion. Les deux trompes sont très « augmentées de volume; elles ont chacune la grosseur d'un doigt; « leur canal est complètement effacé ; on ne peut distinguer de « pavillon. A la coupe, on trouve dans chacune trois gommes « du volume d'une noisette, molles et rougeâtres. On remarque « sur la surface de section, de petits grains assez nombreux, « grisâtres, adhérents au tissu ambiant, ressemblant à des « grains de sable. »

Après ces détails il est difficile de savoir quelle était au juste la lésion et on peut se demander si une classification étayée

clein. Jahrb., 1883, p. 477, K. 4). Les trompes étaient dilatées, pleines de pus et de champignons de l'actinomycète ; les parois étaient épaissies et montraient des granulations produites par le champignon. La migration du champignon s'était faite soit du vagin, soit de l'intestin avec lequel les trompes adhéraient largement.

sur de telles bases est bien solide ; car pour le fait de Wylie, malgré mes recherches, je n'ai pu le découvrir. Wylie dit bien (Diseases of the fallopian Tubes, *Medical Record*, 1885) que la syphilis peut déterminer la salpingite comme elle amène des lésions de la muqueuse nasale et de la trompe d'Eustache. Mais il n'a pas de pièce et ne semble pas en avoir vu. Aussi pour nous la salpingite syphilitique attend encore de nouvelles preuves. Que des gommes puissent se développer comme le cancer, le sarcome, dans les parois des trompes, rien d'étonnant ; mais nous ne ferons pas d'une telle lésion une salpingite syphilitique pas plus que nous ne ferons une salpingite cancéreuse, etc.

Au point de vue de l'âge des malades, Martin, sur 287 cas a observé que :

9 avaient au-dessous de 20 ans.
16 avaient entre 40 et 50 ans.

Toutes les autres entre 20 et 40 ans. C'est-à-dire que l'immense majorité s'observe pendant la vie sexuelle de la femme.

220 étaient mariées.
67 non mariées mais non toutes vierges.
113 avaient eu des enfants
61 avaient eu 2 ou plusieurs avortements.
27 avaient eu 1 avortement.

Au point de vue de l'étiologie :

147 fois il y avait extension d'endométrite aiguë ou chronique.
70 fois accouchement à terme ou prématuré.
55 blennorrhagiques.
3 syphilitiques.
10 tuberculeuses.

Les trompes étaient prises complètement ou partiellement dans :

Endométrite	47 fois.
Infections puerpérales . . .	17 —
Gonorrhée	23 —
Tuberculose	4 —

d'où cette proportion pour l'unilatéralité ou la bilatéralité selon la cause :

Endométrite,	bilatéralité	dans	1/4	des cas.
Puerpéralité,	»	»	1/4	»
Blennorrhagie,	»	»	1/2	»
Tuberculose,	»	»	2/5	»

CHAPITRE III

SYMPTOMATOLOGIE

Troubles menstruels. — Douleurs. — Signes généraux. **Colique salpingienne. — Ecoulements utérins. —** *Marche. — Terminaison. — Complication.*

Les signes des salpingites et ovarites sont connus de tous; mais on les attribue généralement, à la pelvi-péritonite, à la périmétrite, au phlegmon péri-utérin, etc., etc. en un mot à la plupart des affections inflammatoires du petit bassin ; on peut dire néanmoins qu'il est une affection à laquelle l'histoire clinique de la tubo-ovarite peut se superposer presque exactement : c'est la pelvi-péritonite; il n'y a à cela rien d'étonnant puisque la pelvi-péritonite est dans presque tous les cas symptomatique d'une inflammation des annexes.

Nous n'insisterons donc que sur quelques points qui nous paraissent plus importants, et sur ceux qui sont utiles à connaître pour l'intervention chirurgicale.

Début.—Le début est parfois brusque, surtout dans l'infection blennorrhagique intense, ou l'infection puerpérale survenant après un avortement ou un accouchement. Il s'accuse par des douleurs vives dans l'abdomen, avec l'ensemble de phénomènes généraux graves, fièvre élevée, anxiété respiratoire, qui accompagnent les pelvipéritonites aiguës. Quelquefois c'est au moment d'une époque menstruelle, avant que l'écoulement n'ait paru ou lorsqu'il est déjà établi, il est supprimé brusquement ; dans les hémo-salpingites, le début se fait souvent de cette façon.

Les accidents surviennent d'une façon insidieuse dans les endométrites chroniques, les déviations utérines, les hémorrhagies latentes ; souvent à l'occasion d'un traumatisme opératoire ou d'une intervention intempestive.

Troubles menstruels. — Les troubles de la menstruation sont souvent les premiers signes qui éveillent l'attention, dans les formes chroniques on peut observer tantôt une aménorrhée presque complète ; tantôt suppression pendant une ou deux époques puis réapparition de l'écoulement moins abondant qu'à l'habitude.

Mais de tous les troubles menstruels le plus constant consiste dans l'apparition de *métrorrhagies* quelquefois très intenses.

Les règles reviennent tous les vingt jours, tous les quinze jours, et avec une grande abondance.

Dans presque tous les cas, les règles sont précédées par des douleurs très vives, des pesanteurs dans le bas-ventre, dans les reins, des coliques ; ces phénomènes sont souvent très marqués, à tel point que de ce fait les malades sont réduites à l'inaction complète pendant toute la durée des règles, dans les jours qui précèdent et qui suivent les règles.

Il faut noter cependant que chez certaines malades, M. Bouilly l'a observé dans plusieurs cas, l'apparition du sang coïncide avec la disparition complète des douleurs.

On a donné comme explication des hémorrhagies qui surviennent dans ce cas, les troubles vasculaires produits dans le ligament large et dans le périmétrium, par la présence de la salpingite.

Mais, comme dans les faits de ce genre il existe toujours une endométrite intense, cette condition suffit parfaitement à expliquer les métrorrhagies sans qu'il soit besoin d'invoquer d'autres causes plus ou moins obscures.

Stérilité. — La stérilité existe presque toujours ; l'affection est survenue soit avant toute imprégnation, et celle-ci ne se produit pas, soit après un avortement ou un accouchement, et une nouvelle grossesse ne survient pas. Beaucoup de malades n'accusent pas d'autre symptôme, particulièrement dans certains cas indolents d'hydrosalpingite.

Mais il est des cas où la grossesse peut se faire, et évoluer à terme avec une salpingite, soit que la lésion n'occupe que l'un des côtés, soit que les trompes malades l'une et l'autre aient encore leur conduit perméable. On voit quelquefois dans ces cas se produire un avortement, ou des accidents après l'accouchement si la grossesse arrive à terme.

Douleurs. — Il est peu de symptôme aussi constant que les douleurs. Douleurs spontanées, douleurs à la pression, pendant la marche, pendant le coït, irradiations douloureuses dans les reins, les lombes, les cuisses ; il est de malheureuses malades qui ne passent pas une minute sans souffrir, qui ne peuvent faire un pas sans éprouver des élancements douloureux, dans le bassin, chez qui la respiration même détermine une sensation pénible dans le bas-ventre ; chez ces malades le coït est non seulement pénible, mais parfois atrocement douloureux et complètement impossible. Les mictions sont elles-mêmes une cause d'exacerbations des phénomènes douloureux. La défécation est encore plus pénible, elle est parfois une cause de souffrances tellement vives que les malades espacent de plus en plus les selles et arrivent à une constipation opiniâtre, qui aggrave encore leur état. La pression du bol fécal sur les organes enflammés, et tombés dans le cul-de-sac utéro-rectal, suffit à expliquer ces douleurs si vives.

Il existe des douleurs à la pression qu'on réveille d'une façon constante, dans la fosse iliaque, au-dessus de l'arcade crurale ; cette douleur parfois très vive, acquiert son maximum d'intensité quand après avoir pressé on retire brusquement la main (Gallard).

De la colique salpingienne et des écoulements utérins.

Dans des cas assez nombreux les douleurs revêtent un caractère très particulier. Elles sont comparées par les malades à des *coliques ;* elles sont intermittentes comme le sont habituellement les coliques ; comme elles, elles présentent une acuité très vive qui s'atténue après un laps de temps déterminé ; enfin elles cessent après l'évacuation d'un produit de nature variable dont la présence dans la cavité de la trompe semble être la cause initiale du phénomène douloureux.

La colique salpingienne qui a été étudiée déjà par Kaltenbach (*loc. cit.*) siège dans l'une ou l'autre des fosses iliaques, plus souvent peut-être à gauche ; c'est là, c'est au point ovarien situé au-dessus du ligament de Fallope qu'elle présente son maximum. De là elle envoie des irradiations vers le pli de l'aine, dans le flanc, et dans la région lombaire.

La moindre pression sur la paroi abdominale l'exaspère ; le frôlement du doigt, le poids d'un drap sont insupportables et la font devenir tout à fait intense. Dans un des cas vraiment typiques dont nous avons été le témoin, la malade paraissait souffrir atrocement, elle ne pouvait rester en place, à chaque instant elle se tournait sur son lit, pleurant, poussant des gémissements ; elle fut prise en dernier lieu d'une sorte d'attaque hystériforme ; au bout d'une heure il survint un écoulement assez brusque de suppuration par le vagin, et aussitôt les phénomènes douloureux disparurent comme par enchantement.

Ces attaques de coliques salpingiennes se reproduisaient deux fois par jour dans le cas que nous rappelons, mais habituellement elles sont plus rares et ne reviennent qu'après un certain nombre de jours écoulés. En revanche, la durée du paroxysme douloureux est souvent plus longue et peut atteindre deux et trois heures.

La colique salpingienne se termine toujours par l'expulsion au dehors à travers l'utérus, d'une quantité variable de liquide, séreux, purulent, ou sanguin.

Ecoulement séreux. — L'écoulement de liquide séreux par l'utérus, précédé de colique salpingienne, constitue l'ensemble clinique que les anciens avaient si bien vu et si bien nommé : *Hydrops tubæ profluens*, — c'est dans ces cas qu'on peut voir un litre et plus de liquide séreux s'échapper brusquement par l'utérus ; cet écoulement, absolument semblable à la rupture de la poche des eaux, n'est autre chose que l'évacuation d'une vaste hydrosalpingite du genre de celles que nous avons mentionnées ; sa rareté est grande ; néanmoins, un certain nombre d'observations en sont publiées.

Les *écoulements purulents* à la suite de *colique salpingienne* sont fréquents ; leur abondance n'atteint jamais les mêmes proportions que les écoulements séreux ; très souvent, il ne s'agit que de quelques cuillerées de pus jaunâtre que la malade voit s'écouler par la vulve après la douleur passée. Dans les cas de vastes pyo-salpingites avec large communication utérine, la colique est moins marquée, et on peut quelquefois en pressant sur l'abdomen faire sortir le pus par le col utérin.

Les *écoulements sanguins* sont plus rares et moins abondants ques les autres; les hémo-salpingites sont plus fermées que les autres variétés; ce sont peut-être des écoulements de ce genre que les auteurs décrivent sous le nom de *dysménorrhée distillante*.

Nous devons rapprocher ces phénomènes de colique salpingienne, suivis d'écoulement de liquide à l'extérieur, d'une particularité anatomique sur laquelle nous avons déjà insisté. Dans certains cas de salpingite avec *persistance* de l'orifice tubo-utérin, on trouve une *hypertrophie musculaire* très prononcée des parois de la trompe. La liaison entre ces divers faits est pour nous parfaitement évidente. Les liquides s'accumulent dans les trompes jusqu'à distension extrême de la paroi, qui entre alors en contraction, produisant une douleur ou colique dont l'intensité varie avec l'étroitesse de l'orifice tubo-utérin, et le degré de l'hypertrophie musculaire ; elle amène l'expulsion au dehors d'une certaine quantité de liquides, expulsion qui marque la fin du phénomène douloureux comme l'expulsion du calcul ou du gravier termine la colique hépatique ou néphrétique auxquelles elle est tout à fait comparable. La colique passée, la poche salpingienne se remplit de nouveau peu à peu, et donne lieu après un temps variable au même phénomène.

Formation de fistules. — Des collections tubo-ovariennes peuvent s'ouvrir dans le rectum, dans l'intestin grêle, dans la vessie, dans le vagin, très rarement à travers la paroi utérine dans la cavité de l'utérus. La fistule rectale est la règle, qu'elle soit spontanée ou facilitée par une incision dans le rectum. L'ouverture de la collection de ce côté s'annonce par les signes habituels d'élancements, de battements, puis la rupture se fait et si la quantité de pus est assez considérable, une évacuation anale survient. Ces fistules s'ouvrent et se ferment de temps à autre, mais en somme persistent fort longtemps. Les fistules vésicales sont plus rares, elles déterminent des phénomènes de cystite et sont plus graves que les fistules rectales; celles-ci sont les plus favorables de toutes.

Les fistules vaginales sont rares aussi et difficiles à constater puisque Aran dit n'avoir jamais pu y parvenir (*loc. cit.*).

Mais il est probable qu'il a cherché des fistules vaginales dans des cas où il y avait écoulement de pus par l'utérus.

Signes physiques.

A ce point de vue, les salpingites doivent être divisées en deux groupes cliniques.

1° Cas présentant une tumeur abdominale manifeste.

2° Cas n'offrant pas de tumeur abdominale manifeste.

1° *Cas avec tumeur manifeste.* — Les cas avec tumeur abdominale développée et manifeste, sont l'exception.

Les tumeurs qui existent dans ces cas peuvent être parfois assez volumineuses ; elle remontent jusqu'à moitié distance entre le pubis et l'ombilic, même jusqu'à l'ombilic. Au début la situation de ces tumeurs n'est pas médiane, elle ne le devient que par suite d'un développement excessif. Lorsque les tubo-ovarites acquièrent ce volume on les confond aisément avec un kyste ovarique, un kyste du ligament large, parfois même avec un fibrome, car la consistance d'une salpingite ancienne entourée de fausses membranes peut être absolument dure.

Dans les cas d'infiltration de poches salpingiennes ou péri-salpingiennes, dans l'épaisseur du ligament large ; lorsque les annexes sont tombées en avant ; les signes fournis par l'examen de l'abdomen sont absolument ceux du *phlegmon du ligament large* (faux phlegmons du ligament large), on trouve une tumeur diffuse, à consistance de carton, faisant corps avec la paroi abdominale dans certains cas, d'autrefois séparée d'elle par un sillon plus ou moins profond ; lorqu'on ouvre ces collections, ou peut dans beaucoup de cas apercevoir au fond les annexes malades. Si on ne fait pas cette recherche, et qu'on ne soit pas prévenu du fait, on croit avoir opéré un phlegmon vrai du ligament large.

Nous ne reviendrons pas ici sur les salpingites restées en communication avec l'utérus et qu'on peut faire se vider par la pression.

2° *Variété sans tumeurs manifestes.* — Dans la grande majorité des cas, il n'existe pas de tumeur abdominale manifeste. La maladie est facile à reconnaître néanmoins ; les commémoratifs, les signes rationnels dont nous avons parlé mettent ordinairement sur la voie, et on est amené à pratiquer l'examen par le vagin et le rectum.

Il faut poser d'abord en principe qu'il est nécessaire dans l'examen des affections inflammatoires de se garder du spéculum dont l'emploi exagéré a certainement retardé beaucoup les progrès de la gynécologie, en fixant toute l'attention des médecins et des chirurgiens sur une seule partie de l'appareil génital : le col utérin. Aussi que de cautérisations !

Dans le cas particulier, le spéculum est inutile, il n'apprend rien que le doigt ne puisse dire ; il est nuisible, car son application est douloureuse et a pu même entre des mains inexpérimentées amener des accidents de rupture et de pelvi-péritonite.

Toucher vaginal combiné avec le palper abdominal. — Pour pratiquer convenablement cet examen, on est obligé d'avoir recours souvent à la chloroformisation. On relâche ainsi la paroi abdominale et on arrive à percevoir des tumeurs qui n'étaient pas appréciables sans ce moyen ; d'ailleurs une exploration méthodique et complète est généralement assez douloureuse.

On constate d'abord souvent que le col utérin est gros comme il est habituel de le rencontrer lorsque l'utérus est atteint d'endométrite chronique.

Il est généralement dévié et repoussé d'un côté ou de l'autre du bassin. Le plus souvent, on le trouve porté latéralement et en avant, rarement en arrière.

La présence d'une tumeur juxta-utérine suffit pour expliquer ces déplacements qui régulièrement se font du côté opposé à la tumeur ; quelquefois on peut, pour les déviations de l'utérus et du col, invoquer un mécanisme de bascule, qui porte le fond de l'utérus du côté opposé à la tumeur, et au contraire rapproche le col de cette tumeur.

Dans d'autres cas on a allégué la rétraction du ligament large chroniquement enflammé comme un moyen capable de dévier le col ou le fond de l'utérus, par le mécanisme de la rétraction cicatricielle.

En général, l'utérus est porté du côté opposé à celui qu'occupe la tumeur ; quelquefois le col est dévié très fortement en avant, presque contre le pubis. Le corps utérin présente en outre assez fréquemment des flexions, principalement de la rétroflexion.

La mobilité conservée par l'utérus est très variable ; certainement il existe des cas légers, avec peu de péritonite, dans lesquels l'utérus est encore relativement assez mobile ; mais le plus souvent, il est immobilisé, et la moindre tentative pour le mouvoir, le redresser, soit avec le doigt soit avec l'hystéromètre, détermine des douleurs vives, et parfois des accidents graves.

On constate enfin autour de l'utérus la présence d'une tuméfaction diffuse ou d'une tumeur nette ; les deux peuvent se rencontrer.

En effet, même lorsqu'on trouve la paroi vaginale épaissie, présentant des battements et de la chaleur, même lorsqu'on trouve l'utérus entouré par cette gangue inflammatoire qui forme autour de lui une collerette plus ou moins complète, lorsqu'on trouve en un mot cette phlegmasie péri-utérine, qui pour les uns est le phlegmon péri-utérin, pour les autres la pelvi-péritonite, ou encore la lymphangite et qui en réalité est presque toujours une pelvi-péritonite, on peut être certain que la tubo-ovarite est là, derrière, et qu'elle est la cause première de tous ces accidents inflammatoires ; si on rencontre cet ensemble chez une jeune femme qui avait la blennorrhagie, ou qui vient d'avorter ou d'accoucher, on peut affirmer à coup sûr que les trompes sont prises.

Si on met cette malade au repos complet et aux douches vaginales chaudes, au bout d'une ou deux semaines la tuméfaction diffuse disparaît, et laisse percevoir manifestement les annexes malades.

Lorsque les choses en sont là, soit d'emblée, soit après le passage d'une poussée de pelvi-péritonite, on peut palper la salpingite. On trouve alors à *côté* et un peu *en arrière* de l'utérus au fond du cul-de-sac vaginal, une tumeur de forme et de consistance variables selon les lésions, mais parfaitement nette.

Tantôt on perçoit entre les deux mains un cordon noueux et irrégulier partant de l'angle utérin et se dirigeant en bas et en arrière, cordon qui n'est autre que la trompe; tantôt on trouve ce cordon caractéristique de la salpingite, plus volumineux, distendu, piriforme attaché comme une sangsue à la corne utérine. Plus souvent on trouve une tumeur arrondie assez régulière, séparée du bord utérin par un sillon très net, grosse comme un œuf, comme une orange, quelquefois beaucoup plus volumineuse, et qui, selon les circonstances, répond à l'ovaire suppuré, à la trompe ou aux deux à la fois.

Il arrive qu'en pressant sur cette tumeur on perçoit des battements; ces battements ont été donnés comme caractéristiques du phlegmon péri-utérin, mais ils résultent simplement de ce qu'on presse avec le doigt l'une des artères vaginales contre un plan résistant, et n'ont pas d'autre signification.

Un signe bien caractéristique des lésions de tubo-ovarite c'est la douleur vraiment spéciale, d'une acuité extrême, que détermine la pression même légère sur la tumeur. *Douleur exquise*, disait Gallard, qui est caractéristique de l'ovarite. Si elle est souvent attribuable à l'ovarite, le plus souvent elle répond à une tubo-ovarite.

Il est certain que dans quelques circonstances le diagnostic limité et exclusif *d'ovarite* paraît justifié: on ne trouve dans le cul-de-sac qu'une petite tumeur grosse comme une amande, excessivement douloureuse au moindre contact, et fuyant sous le doigt. Depuis Rigby, plusieurs auteurs ont aussi fait de ces cas des *prolapsus* de l'ovaire. Un ovaire sain déplacé et en prolapsus simple sans inflammation peut-il être aussi douloureux ? c'est une question discutable.

Les altérations anatomiques sont presque toujours doubles ; les signes physiques se retrouvent de même des deux côtés, mais toujours à un degré différent. Le côté gauche est fréquemment le premier et le plus profondément atteint.

Le *toucher rectal* donne certainement, combiné aussi avec la palpation abdominale, des renseignements infiniment plus précis que le toucher vaginal.

On peut en effet percevoir la face postérieure de l'utérus et trouver en arrière de lui, dans le cul-de-sac de Douglas, des tumeurs tubo-ovariennes, saillantes, avec la plus grande facilité ; on a absolument la même sensation qu'en touchant une *prostate* siège de tubercules ou d'abcès phlegmoneux ; on peut dans quelques circonstances en abaissant fortement l'utérus percevoir ses angles, et sentir les trompes à leur origine. On apprécie aussi très facilement le *sillon* qui sépare ces tumeurs de l'utérus, signe si important pour beaucoup de diagnostics.

Un examen d'affection de ce genre, sans toucher rectal, est forcément incomplet, et expose aux erreurs les plus graves.

Lorsqu'une collection tubaire tend à s'ouvrir à l'extérieur, des phénomènes particuliers de fièvre, de douleurs localisées surviennent ; et par le toucher rectal ou vaginal selon la direction que prend la suppuration, on perçoit une saillie plus marquée, au niveau de laquelle les parois de la poche s'amincissent, et qui donne plus tard lieu à une fistule.

Phénomènes généraux. — L'évolution des lésions tubo-ovariennes ne se passe pas sans que l'état général soit plus ou moins profondément affecté. Dans les phases aiguës de l'affection, les malades qui souffrent si vivement ont de la fièvre, de l'anorexie, des troubles digestifs, comme il est ordinaire en semblable circonstance ; mais les crises se répétant assez souvent, la santé générale est plus profondément atteinte, les malades maigrissent, perdent leurs forces, n'ont plus de sommeil et leur état peut dans certains cas donner les plus vives inquiétudes. Cette aggravation n'est jamais plus marquée naturellement que dans le cas de salpingite et de pelvi-péritonite tuberculeuses, mais elle peut se produire aussi dans les autres formes lorsque des rechutes nombreuses se succèdent à peu d'intervalle. Les règles amènent le plus souvent une aggravation, rarement une diminution passagère des douleurs.

C'est en effet un signe très caractéristique de la tubo-ovarite et de la pelvi-péritonite, que ces alternatives incessantes d'améliorations et de rechutes qui surviennent tantôt sans cause, tantôt à la suite d'une fatigue, à la suite d'excès passagers de coït; car en résumé, l'histoire de ces malades est presque toujours la même : à la suite d'une couche, d'un avortement ou peu de temps après le mariage, elles ont commencé à souffrir dans le ventre ; parfois le début a été très brusque avec des douleurs extrêmement vives, de la fièvre, des symptômes marqués de péritonite ; puis peu à peu l'orage s'est calmé, les douleurs sont devenues plus sourdes, ne reprenant leur acuité primitive qu'au moment des époques ; de semaine en semaine, de mois en mois, on a épuisé tous les médecins et tous les remèdes, et la pauvre malade en est venue à cet état lamentable de « *femme toujours malade*, « de *confirmed invalid* », à charge à elle-même et à son entourage; l'état moral ne tarde pas à s'en ressentir et s'il y avait quelque prédisposition aux accidents nerveux, ils apparaissent bientôt; on observe en effet quelquefois des accidents hystériformes dans le cours de ces affections; tantôt des attaques survenant à l'occasion d'un paroxysme douloureux, d'une colique salpingienne, tantôt des contractures limitées à un membre, à un segment de membre ; parfois on voit se produire des troubles cérébraux; dans quelques cas on a signalé des phénomènes simulant l'ataxie et guéris par l'ablation d'annexes malades. Il est tout à fait digne de remarque que les lésions ovariques donnent souvent lieu à de telles manifestations, et que, suivant la remarque de Tait et de la plupart des chirurgiens, ces phénomènes nerveux accompagnent surtout les dégénérescences kystiques et scléreuses de l'organe.

Complications. — Les complications graves peuvent survenir dans toutes les variétés ou à toutes les périodes de leur évolution. On voit parfois la tubo-ovarite blennorrhagique déterminer d'emblée une pelvi-péritonite fort grave pouvant amener la mort ; le même résultat peut se produire ultérieurement d'autres façons qui, en somme, peuvent toujours se résumer en ceci : pénétration d'éléments infectieux dans la cavité péritonéale et production d'une pelvi-péritonite, non plus localisée, plastique, mais vraiment inflammatoire et mortelle en peu de temps. C'est ce qui arrive après la rupture des salpingo-ovarites suppurées.

Un certain nombre d'exemples en sont rapportés depuis longtemps dans les Bulletins de la Société anatomique, dans le livre de Bernutz, dans la thèse de Seuvre (Paris, 1874) ; au 59e congrès des naturalistes allemands (Berlin, 1886), Kaltenbach et Hegar ont insisté sur la gravité de ces ruptures, sur les accidents graves qu'elles déterminent, et sur la nécessité d'intervenir rapidement ; on a du reste beaucoup de chances d'être utile aux malades, et fort peu de leur être nuisibles.

Les épanchements de pus ne sont pas les seuls qui se fassent dans le péritoine ; on peut voir aussi des épanchements de sang succéder à la rupture d'une hémo-salpinx. Enfin la salpingite papillomateuse s'accompagne d'épanchements ascitiques au dire de Doran et de Routh (*loc. cit.*). D'après ce qui précède on voit qu'on peut d'une facon logique relier ainsi les épanchements liquides du petit bassin, et les affections des trompes :

1° Papillomes de la trompe; rupture d'hydrosalpinx : ascite.

2° Hématome de la trompe : hématocèle péritonéale.

3° Pyosalpingite : abcès du péritoine ; pelvi-péritonite.

On a parfois observé l'adhérence très forte des tubo-ovarites à l'uretère, Gyl. Wylie (*loc. cit.*) en rapporte un exemple ; notre excellent collègue et ami Guillet a cité un cas d'hydrosalpingite avec compression de l'uretère, et développement d'une pyélonéphrite et d'accidents urémiques.

La durée des tubo-ovarites, quelle que soit leur variété, est toujours très longue ; parfois elle comprend toute la vie sexuelle de la femme ; pendant tout ce temps, le retour périodique des règles, la congestion pelvienne qui se produit à ce moment, les rapports sexuels sont autant de causes qui réveillent incessamment l'inflammation ; d'intervalle en intervalle quelques gouttes de liquide irritant s'échappent soit par le pavillon, soit par une rupture de la trompe, en déterminant des phénomènes de pelvi-péritonite qui renaissent sans cesse.

Telle est la marche de la tubo-ovarite passée à l'état chronique, et on peut bien dire d'elle ce que Aran disait de l'ovarite chronique. (*Loc. cit.*)

« Que de temps, que de patience et d'habileté sont nécessaires de la part du médecin, et combien de confiance et « de résignation de la part des malades, pour arriver à un « résultat entièrement satisfaisant et véritablement complet, « c'est ce que votre expérience vous apprendra, et vous verrez « alors que de toutes les affections du système utérin, l'une des « plus difficiles à traiter et à guérir est certainement l'ova- « rite chronique. »

Le tableau n'est pas trop assombri, et il répond à la réalité, car il n'est rien de plus lamentable que la vie d'une femme atteinte d'inflammation chronique des organes du petit bassin, quel que soit d'ailleurs le siège et la nature de la maladie ; le résultat est toujours le même : douleurs presque constantes, impossibilité de travailler, stérilité.

Aussi la chirurgie rend-elle un vrai service lorsqu'elle permet d'intervenir dans ces cas, et de les guérir d'une façon absolue.

Diagnostic.

Nous avons donné, chemin faisant, les éléments qui permettent de faire le diagnostic ; cependant il est d'usage d'intituler un chapitre : *Diagnostic*, dans lequel on relève toutes les erreurs faites ou faisables : il faut dire aussi que même envisagé ainsi, ce chapitre est forcément incomplet, et qu'il est des erreurs de diagnostic qu'on fera toujours ; nous nous conformerons à l'usage.

1° Cas dans lesquels il existe *une tumeur abdominale manifeste.* — On a presque constamment confondu ces tumeurs avec les kystes de l'ovaire ou avec les kystes du ligament large. Dans certains cas même on a pu les confondre avec des fibromes utérins. Si les commémoratifs et les signes rationnels ne mènent pas à un diagnostic à peu près certain, le seul moyen rationnel est l'incision exploratrice suivie de l'opération. Je ne mentionne que pour mémoire la ponction tout à fait délaissée.

Il ne peut y avoir aucun inconvénient à faire l'incision exploratrice, dans le cas de kyste quel qu'il soit, puisqu'il faut toujours opérer ; dans le cas où après avoir diagnostiqué une salpingite ou un kyste, on tomberait sur un fibrome, l'incision serait néfaste, si on voulait pratiquer cette meurtrière opération qu'on appelle l'hystérectomie abdominale ; mais si, sagement, on se contente d'enlever les annexes, l'incision exploratrice se justifie encore, et reste une bonne opération.

Il faut toujours parler de la confusion possible avec une grossesse, et surtout avec une grossesse extra-utérine (tubaire ou tubo-ovarienne).

Le diagnostic est important à faire, car dans ce dernier cas, l'opération hâtive a donné à Lawson Tait les meilleurs résultats ; on le fait presque toujours au cours de l'opération.

2° *Il n'existe pas de tumeur abdominale manifeste.* — C'est encore avec les petits fibromes utérins enclavés dans le bassin, infiltrés dans les ligaments larges, que la confusion se fait le plus souvent, les hémorrhagies, les douleurs, sont très marquées dans les deux cas.

Cependant avec un examen local attentif, et une étude soigneuse des antécédents, des signes rationnels, en particulier de la forme des crises douloureuses, et des écoulements utérins, on arrive à éviter l'erreur.

Les déviations utérines peuvent être confondues avec les affections des annexes, qui d'ailleurs les accompagnent souvent. L'emploi judicieux de l'hystéromètre, combiné aux différents modes de toucher permet de faire assez facilement ce diagnostic.

On confond très souvent les salpingites avec les petits kystes dermoïdes suppurés des ovaires ou des ligaments larges. La confusion, fort peu importante d'ailleurs, est difficile à éviter.

3° *Coexistence des salpingites avec les affections de l'utérus.*

a) *Fibromes.* — Lorsqu'on trouve sur une grosse tumeur fibreuse une zone douloureuse limitée, située dans la région antéro-latérale vers les angles de l'utérus, on doit craindre que les annexes en soient prises, on peut rencontrer dans ces cas hydro, pyo, et hémo-salpinx.

L'ablation des annexes est alors tout à fait indiquée.

b) *Cancer.* — La coexistence du cancer et de la salpingite est assez fréquente, et cette coexistence paraît même dans certains cas, assombrir le pronostic de l'hystérectomie vaginale. Il est donc important de la reconnaître. C'est encore par le toucher vaginal et par la présence d'une douleur localisée aux angles utérins qu'on pourra y arriver.

De parti pris, nous laissons de côté la pelvi-péritonite, le phlegmon péri-utérin, la phlegmasie péri-utérine, le phlegmon du ligament large.

Toutes les pelvi-péritonites rentrent dans l'étude des tubo-ovarites ; il n'existe pas de pelvi-péritonite essentielle, toutes sont symptomatiques de lésions des organes du bassin ; et parmi ces organes les annexes tiennent de beaucoup le rang le plus important.

Le phlegmon du ligament large est encore à l'étude, nous avons montré qu'un certain nombre ne sont autre chose que des phlegmons péri-salpingiens ou péri-ovariens. Nous n'y insisterons pas davantage.

Les variétés infinies que peuvent présenter comme forme les inflammations des organes génitaux internes de la femme ne doivent pas faire perdre de vue qu'une cause unique, toute puissante : l'*infection*, préside à leur développement ; que la voie muqueuse est la voie presque constamment suivie par les organismes infectieux, et que les foyers inflammatoires cellulaires ou péritonéaux se groupent presque constamment autour du pavillon de la trompe.

Au point de vue du diagnostic, c'est une notion qu'il faut toujours avoir présente à l'esprit ; bien plus que les signes physiques, les signes commémoratifs serviront à fixer le diagnostic : en relevant avec soin les antécédents, l'existence d'une infection vagino-utérine puerpérale ou blennorrhagique, en analysant les signes rationnels on arrive presque toujours à la connaissance de la maladie ; les signes physiques ne servent qu'à confirmer et à détailler le diagnostic.

CHAPITRE IV

PROPHYLAXIE ET TRAITEMENT

A. — **Prophylaxie.**

Les idées acceptées aujourd'hui sur l'étiologie et la pathogénie des salpingites et ovarites, indiquent assez quelle part importante doit être faite à l'étude de la prophylaxie de ces affections. Il n'est pas douteux qu'on ne puisse diminuer leur nombre et leur gravité, par l'application rationnelle des mesures hygiéniques et des précautions antiseptiques.

L'avénement de l'antisepsie en obstétrique a déjà fait disparaître et passer à l'état de souvenir les infections terribles qui amenaient la mort en peu de jours ; nous n'avons plus affaire maintenant, sauf de rares exceptions, qu'à des infections déjà atténuées, contre lesquelles en redoublant de soins et de précautions, nous pourrons aussi lutter victorieusement. La blennorrhagie récente ou ancienne est la cause la plus fréquente des inflammations tubo-ovariennes ; d'autre part l'avortement et l'accouchement sont les occasions qui permettent le plus souvent à la blennorrhagie, ou aux infections septiques non encore définies, de déterminer l'endométrite avec toutes ses conséquence.

La prophylaxie de l'endométrite et des tubo-ovarites doit donc consister d'une part à pratiquer le plus rapidement possible le traitement efficace de la blennorrhagie, qu'elle soit récente ou ancienne ; et d'autre part à assurer avant, pendant et après l'accouchement prématuré ou à terme, une asepsie parfaite des voies génitales ; si nous voulions exposer dans tous leurs détails, les moyens qui permettent d'atteindre ce double résultat, il nous faudrait décrire d'une façon complète le traitement de la blennorrhagie, l'hygiène de la femme enceinte, le traitement de l'avortement et des suites de couches ; nous nous bornerons à indiquer succinctement les points qui nous paraissent les plus importants.

1° *Blennorrhagie.* — Le traitement de la blennorrhagie chez la femme n'a fait de progrès que depuis qu'on s'habitue à considérer le vagin comme une *plaie anfractueuse infectée;* on traite avec succès les plaies de ce genre dans toutes les régions du corps par une désinfection énergique au moyen de solutions antiseptiques convenables, et par un tamponnement avec une gaze antiseptique. Pour le vagin atteint de vaginite blennorrhagique, un traitement de ce genre réussit merveilleusement ; sans le décrire dans tous ses détails disons donc qu'il faut irriguer largement le vagin, et le toucher dans tous ses recoins avec une solution antiseptique telle que bichlorure de mercure, permanganate de potasse, acide phénique, etc., etc. ; et pratiquer ensuite un tamponnement avec une gaze imprégnée d'une substance antiseptique (iodoforme, salol, iodol, etc., etc.), tamponnement qu'on laissera en place pendant deux ou trois jours. Au bout de fort peu de jours la douleur et l'inflammation disparaissent et l'écoulement ne tarde pas à se tarir.

Lorsque l'affection est chronique, c'est aux caustiques qu'il faut avoir recours, afin de modifier les couches superficielles de la muqueuse, siège des gonocoques ; les solutions de nitrate d'argent sont alors tout à fait indiquées.

Quant à l'emploi ancien des balsamiques, il n'est certes pas nuisible, mais il n'agit que d'une façon locale en modifiant l'état de l'urine, et il n'a par conséquent d'action que sur l'uréthrite. Le borate de soude employé pour la première fois par notre maître Terrier, avec tant de succès, pour réaliser l'antisepsie des voies urinaires donnerait sans doute là aussi d'excellents résultats.

Dans les blennorrhagies anciennes, latentes, il ne reste bien souvent comme trace de l'infection que des inflammations glandulaires de la vulve, spécialement au niveau du conduit excréteur de la glande de Bartholin, ou encore au méat urinaire; contre ces formes latentes qui sont aussi redoutables que les autres, on se trouvera bien d'employer les compresses imbibées de liqueur de Van Swieten séjournant d'une façon permanente sur la vulve.

2° *Avortement et accouchement.* — Nous serons encore plus bref sur ce point.

Il est en effet tellement démontré et reconnu maintenant que l'immense majorité des accidents de suites de couches sont imputables à la négligence ou à l'ignorance de la méthode antiseptique, qu'il est bien inutile d'insister. Il en est pour les salpingites et ovarites comme pour les complications plus graves : fièvre puerpérale, etc. ; les accouchements pratiqués tout à fait aseptiquement en sont parfaitement exempts. Réaliser cette asepsie complète, est donc le but vers lequel doivent tendre tous les efforts des accoucheurs.

Ces conditions sont parfois plus difficiles à obtenir dans l'avortement, lorsque surtout il y a rétention totale ou partielle du placenta ou des membranes ; il y a là une réelle difficulté, mais nous croyons, avec M. Doléris, qu'il est indiqué de vider l'utérus le plus tôt possible, et qu'ainsi il est plus facile d'obtenir une involution utérine normale.

3° *Endométrite.* — L'endométrite, quelle que soit son origine, est le premier anneau de cette chaîne morbide qui se termine par la pelvi-péritonite.

Il est donc nécessaire de la traiter dès que son existence est constatée.

Le traitement de l'endométrite a d'ailleurs fait dans ces dernières années les plus grands progrès. Cette affection qui était autrefois le plus grand souci des gynécologues médecins, contre laquelle nitrate d'argent et teinture d'iode se dépensaient en pure perte, est devenue entre les mains des chirurgiens l'une des plus faciles à améliorer et à guérir. Les règles qui doivent guider dans son traitement ont été fort bien exposées tout récemment par notre cher ami Noël Hallé (1), il les résume ainsi :

(1) *Gazette des hôpitaux*, 11 février 1888.

« Dilatation utérine lente, antiseptique, grattage ou nettoyage, « cautérisation et pansement de la cavité utérine : opérations « plastiques sur le col, le vagin et le périnée, tels sont les « moyens qui sont actuellement à la disposition du chirurgien « pour combattre la métrite. Tous ne sont pas utiles dans tous « les cas : souvent la dilatation suffira dans les cas légers. Le « plus ordinairement elle sera suivie du grattage. Dans un « nombre de cas encore assez importants, la restauration du « col, du vagin, et du périnée, viendra rendre aux parties leur « forme et leur situation physiologiques, terminer la cure et « parer aux récidives.

« Etaler la surface malade ; la soumettre au contact continu « d'un topique antiseptique, pour y détruire les germes ; pra- « tiquer l'exérèse des néoformations diverses, produits de la « lésion septique ancienne : tel est en deux mots le but de la « dilatation et du grattage. Comme on le voit, les moyens thé- « rapeutiques employés par la chirurgie antiseptique dans l'in- « térieur de l'utérus ne diffèrent pas de ceux qu'elle met en « œuvre pour la cure de toute néoplasie infectieuse ».

La dilatation interne, par l'éponge préparée, la laminaire ou les bougies, le curettage, le drainage par la tente aseptique permettent de remplir ces différentes indications.

Quant aux opérations plastiques, telles que celles d'Emmet sur le col, la périnéorrhaphie, etc., elles sont indispensables pour maintenir le résultat.

B. — **Traitement.**

Traitement des tubo-ovarites aiguës.

Pendant la période aiguë de la salpingite, on peut dire que l'élément le plus important du traitement est le repos ; repos absolu au lit, cessation de rapports sexuels, qui d'ailleurs sont le plus souvent très douloureux.

Il est rare qu'une intervention chirurgicale importante soit indiquée à cette période, elle peut l'être cependant ; nous envisagerons plus loin dans quelles circonstances.

Calmer les douleurs qui sont parfois si vives, faciliter les fonctions digestives, c'est à ces indications que doit se borner le plus souvent la médication.

Afin de calmer les douleurs et de diminuer autant que cela se peut l'intensité de l'inflammation, on peut agir très efficacement, au moyen d'injections vaginales chaudes (40°, 45°) en ayant soin de ne donner au jet qu'une très faible impulsion.

L'application de sangsues sur le col, préconisée par les anciens gynécologistes ne présente qu'une utilité restreinte, et généralement les injections chaudes donnent un bien meilleur résultat.

Les révulsifs sur la paroi abdominale sont utiles quelquefois pour combattre une douleur très vive et très localisée.

Il est indiqué aussi de donner quelques laxatifs, des lavements pour faciliter la défécation qui est toujours si douloureuse.

Enfin si les douleurs persistent avec intensité les injections morphinées, le chloral, le bromure de potassium devront être employés.

Dans quelques cas il se peut qu'une intervention plus active soit utile et formellement indiquée. Si à la suite d'une infection aiguë soit par blennorrhagie, soit par inoculation, on voit éclater des phénomènes aigus de pelvi-péritonite, si on a quelque raison de supposer qu'un liquide septique a pu s'épancher dans le petit bassin, il n'y a pas à hésiter, il faut faire la laparotomie, et après un examen minutieux des trompes, des ovaires, des culs-de-sac péritonéaux pratiquer une désinfection parfaite, remplir en un mot les indications que la laparotomie exploratrice aura données. Il est certain qu'il ne faut pas tenter une intervention de ce genre au milieu de conditions matérielles insuffisantes, avec une instrumentation incomplète, etc., mais c'est ce qu'on peut dire de toute opération importante, et surtout de celles qui portent sur l'abdomen. Une chirurgie prudente et soigneuse permet au contraire de faire toutes ces choses avec la plus parfaite sécurité et de sauver la vie de beaucoup de femmes qui meurent atteintes de péritonites d'origine soi-disant inconnue.

Cependant, il faut bien le dire, ce n'est pas dans ces cas aigus qu'on sera obligé ordinairement d'intervenir activement.

On opère beaucoup plus fréquemment les cas arrivés à la période chronique,

II. — *Traitement des tubo-ovarites chroniques.*

C'est une chirurgie tout à fait nouvelle que celle des tubo-ovarites ; jusqu'ici ce ne sont pas les procédés opératoires qui font défaut, mais plutôt les indications du traitement spécial qui convient à telle ou telle espèce de cas ; car on a une tendance en ce moment à enlever instinctivement de la même façon toutes les trompes et tous les ovaires malades ; tendance peut-être exagérée ; c'est un point que nous discutons plus loin.

Nous examinerons donc d'abord les différents modes de traitement, nous en viendrons ensuite à leurs indications.

a) Traitement préparatoire. — Dès qu'on a fait le diagnostic de salpingo-ovarite, il est très important de procéder à un traitement préliminaire qui est de règle du reste à l'heure actuelle pour toutes les opérations de gynécologie, mais qui a peut-être dans le cas particulier plus d'importance que dans tout autre.

Nous admettons que toute salpingo-ovarite a été précédée par une infection vagino-utérine, cette infection première peut exister encore manifestement au moment où la trompe est prise à son tour. Il est donc tout à fait indiqué d'agir sur la partie du conduit génital qui est librement accessible, et d'y porter une médication antiseptique efficace. L'antisepsie vaginale est le premier acte de cette médication ; on la réalisera, comme nous l'avons déjà indiqué, par les injections faites avec soin, et par un tamponnement antiseptique. Ces précautions sont absolument indispensables, si on veut intervenir par le vagin, elle est indispensable même pour un examen complet, c'est pour les avoir négligées que quelques chirurgiens ont eu des accidents à la suite d'un simple cathétérisme utérin.

Mais elles ont un autre avantage, avantage sur lequel a beaucoup insisté Gyl. Wylie (1), qui est peut-être de tous ceux qui ont écrit sur cette question, celui qui l'a fait avec le plus de sens et de jugement : après huit ou dix jours de repos complet, de repos absolu, d'injections chaudes et de tamponnements vaginaux ; le toucher devient beaucoup plus net, l'empâtement diminue, on trouve les trompes malades d'une façon distincte, il est beaucoup plus facile de délimiter les lésions, de reconnaître leur siège exact et leur étendue. Il n'est pas douteux que l'intervention est par cela même rendue beaucoup plus favorable.

Tel est le traitement préparatoire en ce qui concerne le vagin. Mais cela est-il suffisant ? évidemment non. Nous savons qu'il existe constamment de l'endométrite, laquelle donne lieu à des métrorrhagies, l'utérus est gros, parfois son col est ulcéré, lésions qui reconnaissent toutes une même cause et sur laquelle il faut agir : l'infection. Il est donc indiqué encore dans ces cas de dilater l'utérus, et de modifier la surface interne par la curette, et par la tente aseptique.

Il est certaines conditions sur lesquelles nous avons beaucoup insisté plus haut, sur lesquelles nous devons revenir ici, et qui indiquent, d'une façon toute spéciale, ce genre d'intervention.

Les collections séreuses ou purulentes de la trompe et de l'ovaire, se vident par l'utérus beaucoup plus fréquemment que ne l'ont indiqué jusqu'ici tous les auteurs.

Dans ces cas, les accidents tiennent vraiment à un *drainage* imparfait du conduit utéro-tubaire, l'écoulement des liquides pathologiques étant gêné soit par une flexion de l'utérus rétrofléchi, soit par un rétrécissement, à l'embouchure utérine de la trompe.

Il faut donc assurer un écoulement facile aux liquides amassés dans la trompe, lesquels, dans ces cas, passent assez facilement dans l'utérus, mais y sont retenus souvent par une sténose du col. La dilatation de l'utérus et son grattage peuvent dans ces cas être parfaitement curatifs ; il est d'ailleurs possible que, l'utérus une fois élargi et assoupli, on puisse trouver l'orifice

(1) Gyl. Wylie. *Med. Record*, 1885.

dilaté de la trompe et y placer un drain. Ceci est une hypothèse, mais lorsqu'on voit de grandes collections salpingiennes se vider par l'utérus à la simple pression abdominale (voir obs. nº XI) on peut bien penser que l'ostium uterinum est singulièrement dilaté.

N'est-on pas d'ailleurs en droit d'espérer que l'écoulement des liquides, assuré et facilité par la dilatation et par le drainage de l'utérus, les organes reviendront à l'état normal.

En tout cas, tout danger de rupture intra-péritonéale sera du coup écarté, et la laparotomie pourra être faite à loisir; la désinfection de tout le conduit génital sera possible, ce qui est un autre avantage pour la sûreté de l'opération.

Nous résumerons ce traitement préliminaire en trois mots : repos, antisepsie, drainage.

b) Opérations. — Nous diviserons les opérations qui se pratiquent sur les trompes et ovaires malades en trois groupes:

1º Celles qui se pratiquent par le vagin.

2º Celles qui se pratiquent par le rectum.

3º Celles qui se pratiquent par la paroi abdominale.

1º *Voie vaginale. = Ponction simple aspiratrice.* — La ponction simple pratiquée à travers l'un des culs-de-sac du vagin, faite dans un vagin aseptique, avec un instrument propre, et les précautions nécessaires, ne peut être nuisible; dans les conditions opposées elle peut déterminer des accidents inflammatoires graves. Il n'est du reste pas toujours facile de maintenir le vagin parfaitement aseptique.

Peut-elle donner de bons résultats?

Dans le cas d'hydrosalpinx, elle peut certainement amener la guérison, même après une seule ponction; plusieurs exemples en ont été cités. Mais dans le cas de salpingite catarrhale quelle suite favorable peut-elle avoir? Aucune évidemment puisqu'il n'y a aucun liquide à évacuer.

Dans le cas de pyo-salpingite ou d'hémo-salpinx on pourra donner issue à la collection purulente ou sanguine, on pourra même vider un ovaire suppuré, mais il n'est guère permis d'espérer que le pus ne se reproduira pas de nouveau.

Notons que de plus, on a vu souvent des poussées de pelvi-péritonite succéder à des ponctions faites ou pratiquées dans un foyer inflammatoire non encore suppuré.

β *Ponction suivie de drainage.* — Lorsqu'on a constaté dans l'un des culs-de-sac vaginaux une collection nettement liquide, on peut agir comme on le fait pour les hématocèles suppurées : ponctionner l'abcès au moyen d'un trocart, donner issue à la suppuration, puis par l'orifice élargi au moyen d'une pince dilatatrice placer un tube à drainage dans la poche ; on assure ainsi l'écoulement du liquide, et on peut faire dans la cavité de l'abcès des injections antiseptiques. Cette conduite a donné des succès. Wylie (1) en cite plusieurs dans son mémoire ; elle est quelquefois imposée par l'imminence de la rupture dans le vagin, bien que le cas soit rare ; parfois aussi la malade se refuse à toute intervention par l'abdomen ; mais ce n'est pas un procédé de choix, car si on donne issue au pus ou au sang accumulé soit dans la trompe soit dans l'ovaire, soit dans les deux à la fois, on ne peut se rendre un compte exact des lésions que présentent les organes, lésions qui persisteront et obligeront ultérieurement à une intervention plus radicale.

2° *Incision vaginale.* — On a fait dans certaines circonstances, aux parois du vagin, une incision assez grande pour permettre d'introduire un ou deux doigts et par là on a pu attirer la trompe et l'ovaire malades, examiner leur état, puis selon le cas, les inciser, les enlever, ou bien les rentrer après un nettoyage complet. C'est un procédé qui peut être applicable surtout lorsque l'ovaire est tombé très bas dans le cul-de-sac postérieur et s'il n'y a pas beaucoup d'adhérences.

Il n'offre pas de très grands dangers, l'hémorrhagie parfois inquiétante d'abord lorsqu'on incise la paroi vaginale se calme vite ; cependant si on incisait en avant de l'utérus il faudrait prendre garde de blesser les uretères ; peu de chirurgiens ont suivi cette conduite. M. Doléris nous a dit l'avoir tenue plusieurs fois et s'en être bien trouvé ; il y a certes là quelque chose

(1) *Loc. cit.*

d'intéressant, et qui vaut la peine d'être discuté (voir aux indications des opérations).

3° *Voie rectale.* — Les abcès tubo-ovariens s'ouvrent souvent spontanément dans le rectum, et plusieurs fois des chirurgiens trouvant, par le toucher rectal, une collection douloureuse tendue, près de s'ouvrir, ont ponctionné ou incisé l'abcès par cette voie.

On amène ainsi un soulagement momentané, et une amélioration passagère, mais on ne peut guère espérer de guérison définitive par ce moyen. Il en est des ouvertures rectales artificielles comme des ouvertures spontanées, elles restent le plus souvent fistuleuses : l'abcès une fois vidé, la fistule s'oblitère pour quelque temps ; puis peu à peu la collection se reforme, et une fois tendue elle s'ouvre de nouveau dans l'intestin, cette intervention, justifiable dans certaines circonstances pressantes, nous paraît moins favorable que l'incision par le vagin, on doit lui préférer de beaucoup la voie abdominale.

4° *Voie abdominale.* — α *Ponction.*— La ponction par l'abdomen est encore moins indiquée que par la voie vaginale ; elle ne peut se justifier que par une incertitude dans le diagnostic, et la nécessité de se renseigner, car il faudra forcément, si la poche est assez volumineuse pour être ponctionnée par cette voie, faire la laparotomie.

β *Incision dans la fosse iliaque.* — Les cas dans lesquels on est amené à faire cette incision sont ceux que nous avons décrits sous le nom de « faux phlegmon du ligament large » et dont M. Quénu nous a fourni une intéressante observation (n° X) ; comme aspect clinique c'est le phlegmon du ligament large classique.

La suppuration venant peu à peu pointer à la paroi abdominale dans la fosse iliaque, au-dessus du ligament de Fallope, on est conduit à faire une incision parallèlement à ce ligament, à 2 centimètres au-dessus de lui environ. On peut rencontrer alors deux circonstances : ou bien la suppuration a cheminé sous le péritoine, et se trouve directement derrière la paroi abdominale ; ou bien la tumeur, quoique très appréciable à la palpation dans la fosse iliaque, est encore parfaitement intra-péritonéale.

Dans le premier cas il est facile d'inciser et de vider le foyer, on croit toujours avoir affaire à un phlegmon du ligament large, voire à un phlegmon iliaque ; mais par un examen attentif on peut quelquefois apercevoir dans le fond de la collection la trompe ou l'ovaire malades (voir Obs. n° X).

Dans le second cas, après avoir incisé la paroi, on est tout étonné de ne rencontrer aucune suppuration, on voit même parfois l'épiploon, ou l'intestin se présenter à la plaie, on ne trouve plus de tumeur. C'est que cette tumeur est beaucoup plus profonde, malgré les apparences, elle est encore au niveau du détroit supérieur, enkystée par de fausses membranes, et c'est là qu'il faudrait aller la chercher ; mais c'est une mauvaise pratique ; il ne faut inciser que les collections qui sont venues superficiellement sous la paroi, les autres cas réclament une opération beaucoup plus rationnelle et plus complète : la laparotomie.

γ *Laparotomie.* — Quel que soit le nom qu'on donne à l'opération, et c'est une question qui paraît préoccuper quelque peu les chirurgiens étrangers (1), qu'on l'appelle Tait's operation, salpingotomie, salpingectomie, laparo-salpingotomie, etc., peu importe, nous la définirons : Laparotomie pour tubo-ovarite, en songeant que selon le cas, elle peut être : salpingectomie, ovario-salpingectomie, etc., etc.

Elle consiste à ouvrir l'abdomen, à inspecter les annexes et à traiter les organes malades selon les indications que présente leur état.

Préparation. — Il est important de préparer la malade plusieurs jours à l'avance, aussi bien au point de vue de l'antisepsie vagino-utérine (injections, tamponnements, dilatation et curettage utérins) qu'au point de vue de la paroi abdominale.

La malade prendra donc les jours précédents plusieurs grands

(1) Mary Dixon, *Journ. med. Record*, 1886.

bains, on rasera la région pubienne. Au moment de l'opération on nettoiera de nouveau minutieusement la paroi abdominale, le pubis, l'ombilic, au moyen du savon et des antiseptiques.

Il n'est pas moins important de veiller à l'état de l'intestin, qui joue certainement un rôle capital dans la réussite ou l'insuccès des opérations abdominales. On donnera pendant les jours qui précèdent, quelques purgatifs et le matin de l'opération un lavement, afin de vider d'une façon complète le rectum et le gros intestin ; cette précaution est surtout importante lorsqu'il existe une fistule rectale, et un écoulement purulent. M. Bouilly, qui a bien voulu nous exposer sa pratique, emploie en outre les antiseptiques intestinaux mis en usage par le professeur Bouchard : salicylate de bismuth et naphtol ; les résultats qu'il en a obtenus jusqu'ici le satisfont pleinement, et nous ne pouvons qu'engager à suivre une pareille méthode, qui rend la communication intestinale beaucoup moins dangereuse, et contribue à assurer l'asepsie du champ opératoire.

Opération. — Il est nécessaire d'obtenir une anesthésie et une résolution absolument complètes. Cette condition est indispensable dans toute les laparotomies, elle l'est peut-être plus ici que dans tout autre cas ; généralement en effet la paroi abdominale a conservé toute son énergie, elle n'a pas été distendue par une tumeur volumineuse comme il arrive dans le cas de kyste ovarique et ses contractions auraient pour effet de chasser au dehors l'épliploon, l'intestin, et d'apporter une gêne très grande à l'opération.

Incision de la paroi abdominale. — On fera cette incision exactement sur la ligne médiane, la commençant à deux travers de doigt au-dessus du pubis, et la menant vers l'ombilic autant que cela est nécessaire.

Il y a sur la longueur de cette incision une certaine différence entre la pratique des chirurgiens anglais et américains, et celle des français. En Angleterre, on fait volontiers de très petites incisions (il en est de même pour les kystes de l'ovaire) Gyl. Wylie, Mundé, Lawson Tait font des incisions suffisantes pour admettre deux doigts, l'indicateur et le médius ; M. Terrier, M. Bouilly, font des incisions assez grandes pour admettre au moins quatre doigts, nous ne voyons pas quel inconvénient notable il peut y avoir à faire ainsi, et nous voyons fort bien quel désavantage on a en opérant par une incision trop petite. On reproche aux grandes incisions d'exposer plus que les petites aux accidents septiques (Wylie, *loc cit.*). Nous croyons qu'à antisepsie égale, le risque est exactement le même ; on dit aussi, et cela nous touche davantage, que plus une incision est longue, plus elle expose à l'éventration ultérieure ; cela est vrai, mais avec une suture plus soignée, les risques de l'éventration diminuent considérablement ; d'ailleurs personne ne fera à plaisir de longues incisions, et pour faire une intervention utile, sans craindre d'hémorrhagie ou de lésions d'organes importants, il est bon de se donner du jour.

La longueur de l'incision est réglée aussi par l'épaisseur de la paroi ; certaines parois très épaisses obligent à faire une incision de la peau assez longue.

Lorsque la paroi est incisée jusqu'au péritoine, l'hémostase soigneusement faite, on procède à l'ouverture du péritoine. Cette partie de l'opération est généralement plus délicate que dans l'ovariotomie ; souvent en effet on trouve immédiatement l'épiploon, ou l'intestin qu'on pourrait blesser si on n'y prenait garde.

On incisera donc avec précaution sur une sonde cannelée ou avec des ciseaux. Cela fait on peut avoir à refouler l'intestin à la partie supérieure de la plaie ; si la préparation a été correcte, l'intestin est aplati et flasque et on ne le verra pas ; dans le cas contraire, il tend à sortir à l'extérieur, on le maintiendra au moyen d'une éponge aseptique placée dans l'abdomen.

Isolement des annexes. — Ceci fait, on va avec la main dans le petit bassin reconnaitre l'état des annexes, la situation de la tumeur s'il en existe une, sa consistance, ses connexions, on cherche à la mobiliser et à rompre les adhérences.

Nous laisserons de côté les cas simples dans lesquels il y a peu d'adhérences, la pédiculisation est facile, on place deux ligatures une en dedans près de l'utérus, une autre en dehors, et on enlève les annexes ; ces cas simples sont exceptionnels.

Généralement à la première recherche on ne reconnaît rien dans le petit bassin ; l'épiploon, l'intestin grêle, l'S iliaque adhèrent aux annexes, qui sont perdues au milieu des fausses membranes pelviennes, d'adhérences péritonéales ; plusieurs opérateurs décontenancés ont fermé l'abdomen et renoncé à l'opération (Wylie dit l'avoir vu faire à Sims !).

Il y a certaines règles qui permettent de venir à bout de tous les cas. La chose la plus importante est de penser, ce qui est vrai, qu'il n'y a pas de cas insurmontable, mais que presque toujours l'opération est très laborieuse et longue.

Le premier point est de rompre les adhérences épiploïques et intestinales ; l'épiploon est facile à détacher ; s'il adhère trop fortement, on le lie et on le sectionne ; l'intestin, surtout s'il s'agit de l'intestin grêle tombé dans le petit bassin, est plus difficile à libérer, il adhère parfois fortement, et sa surface une fois détachée donne un peu de sang.

L'S iliaque adhère assez souvent aussi, particulièrement au niveau de ses appendices épiploïques (voir. Obs. I). Rien n'est plus facile que de les lier et de les sectionner. Ces adhérences rompues, le jour commence déjà à se faire.

On ira alors à la recherche du fond de l'utérus, parfois assez difficile à trouver au milieu des adhérences ; puis enfonçant deux doigts derrière sa face postérieure, on ira dans le cul-de-sac de Douglas en cherchant à relever l'utérus, qui le plus souvent est rétrofléchi; ensuite, portant transversalement les doigts en dehors du côté où siège la tumeur, on s'efforce de la détacher du rectum et de la paroi postérieure du bassin ; si, en poursuivant, on peut enfoncer l'extrémité des doigts au-dessous de la poche purulente ou sanguine, on arrive généralement avec assez de facilité à la détacher de ses adhérences au plancher pelvien et à la remonter vers le détroit supérieur.

Si la libération a pu se faire complètement en arrière et en bas, la tumeur, une fois attirée en haut, reste encore adhérente en dedans à l'utérus par la trompe, le ligament de l'ovaire et le ligament large, en dehors à la paroi pelvienne par l'attache externe du ligament large ; en avant, elle tient au ligament large lui-même. Il faut s'attaquer désormais aux deux pédicules interne et externe, utérin et pelvien; que l'on fasse cheminer l'extrémité du doigt, au-dessous de la trompe près de la corne utérine, et on pourra pratiquer là un orifice propre à recevoir une ligature ; si le doigt ne peut passer, une aiguille mousse remplira le but. On a quelquefois en ce point d'assez grandes difficultés, car la tumeur peut être tout à fait voisine de l'utérus et accolée.

En dehors la pédiculisation est généralement plus facile.

En avant, les rapports avec le ligament large sont variables; tantôt les annexes tombées sur la face postérieure lui adhèrent faiblement, on les en détache facilement, tantôt elles font corps avec lui, il est impossible de les séparer ; dans un cas semblable Mundé dit qu'il a été obligé de lier le ligament large en dehors et en dedans et de couper tout ce qui se trouvait entre les ligatures ; si on était obligé d'imiter cette conduite, il faudrait prendre bien garde à l'uretère, c'est une vraie chance qu'il n'ait pas été sectionné.

Parfois enfin on trouve dans l'épaisseur même du ligament large, entre ses deux lames, une coque pleine de pus ou de sang, il faut dédoubler le ligament pour faire une énucléation complète (voir Obs. I).

Ces collections sont ou bien des salpingites rompues ou infiltrées dans le ligament large, ou bien l'ovaire lui-même suppuré et tellement recouvert de fausses membranes qu'il paraît situé dans l'intérieur du ligament large, et qu'après son ablation, toujours très laborieuse, on voit une cavité assez grande qui reste béante. Quelques chirurgiens, M. Lucas-Championnière entre autres, complètent le traitement des pédicules en cautérisant l'extrémité interne de la trompe et les restes d'ovaire, avec le thermo-cautère.

Si on éprouve une trop grande difficulté à libérer les organes tombés et fixés dans le cul-de-sac de Douglas, il peut être très utile qu'un aide place un doigt dans le vagin, et pousse vigoureusement en haut la tumeur.

Dans quelques cas assez rares, malgré tous les efforts, toute la peine que l'on peut prendre, il est parfaitement impossible d'isoler et d'énucléer la poche salpingienne, ceci arrive surtout dans les pyo-salpingites anciennes avec pelvi-péritonite très accusée ; on est contraint alors de se conduire comme dans le cas de kyste ovarique complètement adhérent. On suturera les bords de la poche à la paroi le plus hermétiquement possible, et après l'avoir lavée et désinfectée soigneusement, on la drainera. La guérison est un peu plus longue mais elle s'obtient cependant.

Accidents qui peuvent arriver pendant l'ablation des annexes. — On peut avoir quelquefois de la difficulté à constituer un pédicule, et à faire l'hémostase, parce que les tissus sont très friables; on se trouve alors en présence d'une hémorrhagie assez difficile à arrêter, à cause de la profondeur à laquelle se se font les manœuvres.

Il faut dans ces cas, qui sont le plus souvent des cas anciens avec pelvi-péritonite très prononcée, prendre avec des pinces les artères importantes et les lier, et compter sur la compression pour arrêter le reste de l'hémorrhagie.

Le pédicule externe peut être très voisin des vaisseaux iliaques, et bien que leur lésion n'ait pas été signalée, il peut se rencontrer des circonstances où la plus grande attention est nécessaire, ainsi qu'on le voit dans une observation qui nous a été communiquée par M. Terrier (Obs. II).

En dedans, lorsque les tissus se déchirent sur l'utérus luimême, on a une véritable plaie à la surface externe de l'utérus.

Il ne faut pas négliger les plaies de ce genre. Il nous souvient d'avoir vu un cas de mort par hémorrhagie dû à ce que la ligature d'un pédicule d'ovariotomie très près de l'utérus avait déterminé une déchirure peu profonde dans le tissu de l'organe. Le pédicule resta parfaitement lié ; mais la petite plaie donna lieu à une hémorrhagie mortelle. Dans une pareille circonstance, il faut *suturer* la plaie utérine avec le catgut ou le kangaroo-tendon, on se met ainsi à l'abri de toute surprise, c'est ce qu'a fait M. Terrier dans l'observation II.

Les lésions des autres organes du voisinage sont tout à fait exceptionnelles, celles du rectum ou de la vessie, ne pourraient se voir que si on agissait avec une trop grande violence.

Lorsqu'il existe une ouverture fistuleuse avec l'intestin, ce qui est fréquent, ou avec la vessie, ce qui est plus rare, on doit rechercher cette ouverture avec soin et en faire la suture, mais la fistule n'est pas toujours facile à trouver ; dans ces cas-là on se trouvera particulièrement bien d'avoir assuré l'antisepsie intestinale.

Il peut arriver que pendant la rupture d'adhérences étendues et fortes au plancher pelvien et à la périphérie du petit bassin l'uretère soit mis à nu ; dans un cas on a failli le rompre (Wylie, *loc. cit.*), mais le fait doit être rare, c'est le seul que nous ayons relevé.

Très fréquemment les poches tubaires ou ovariennes se rompent pendant les efforts que l'on fait pour les énucléer ; le liquide s'échappe alors et coule dans le péritoine. Cette circonstance ne présente pas de gravité, et ne mérite pas le nom d'accident, cependant elle n'est pas favorable, car elle nécessite un nettoyage plus minutieux et plus long de l'abdomen, elle augmente en un mot la durée de l'opération.

Aussi pour l'éviter, est-il bon, si on a devant soi une collection liquide assez considérable, de la ponctionner et de l'évacuer au moyen d'un appareil aspirateur. La décortication d'une poche pleine et tendue par le liquide, est, à la vérité, plus facile à faire, mais si on peut d'un autre côté éviter l'effusion de pus ou de sang dans l'abdomen, on y trouvera beaucoup d'avantages.

La poche une fois vidée, on appliquera sur l'orifice de ponction une pince à kyste à mors plats, et si elle offre encore une certaine résistance, on aura ainsi une très bonne prise pour terminer l'opération, malheureusement les tissus sont parfois si friables qu'ils se déchirent incessamment sous la pince ; on est obligé d'enlever alors les annexes fragment par fragment.

Toilette du bassin. — Il faut toujours avec beaucoup de soin éponger la cavité pelvienne, les anses intestinales, l'utérus, tous les points en un mot qui ont pu être souillés ; mais s'il y a eu rupture de la trompe ou de l'ovaire, c'est alors vraiment qu'on n'éponge jamais trop, ni trop longtemps, ni avec trop de soin ; cette pratique est celle de notre maître Terrier, et elle lui donne de très beaux résultats. Nous avouons, pour nous, trouver beaucoup plus simple et plus sûr de faire passer dans le petit bassin, dix, quinze, vingt litres d'eau chaude bouillie, aseptique, pendant qu'avec une main on agite doucement les intestins, l'épiploon, et qu'on fait pénétrer le liquide dans tous les culs-de-sac. On est sûr ainsi de laver exactement tous les points et de ne rien laisser de suspect dans le péritoine. Cette pratique est donc très bonne au point de vue antiseptique. Elle a d'autres avantages : elle est vraiment hémostatique ; lorsqu'on emploie de l'eau un peu chaude à 48°, 50° degrés, les hémorrhagies capillaires s'arrêtent bientôt et ne se reproduisent pas. Le lavage péritonéal est usité « largâ manu » en Angleterre depuis plusieurs années déjà, nous avons vu, il y a trois ans à « Samaritan Hospital », Granville Bantock et Thornton, l'employer avec beaucoup de succès.

Du reste, qu'on éponge ou qu'on lave, pourvu qu'on ait de bonnes éponges, un liquide aseptique, et beaucoup de soin, on pourra espérer un résultat satisfaisant.

Tous ces points étant assurés, les pédicules liés et traités, le nettoyage achevé, l'hémostase complète, la « toilette » faite en un mot, il faut procéder à l'occlusion de la plaie.

Drainage. — Ici une question importante se présente, c'est celle du drainage. Il y a une très grande différence entre une opération telle que celle qui vient d'être décrite, et une ovariotomie simple. Dans ce dernier cas, il ne reste souvent qu'une surface cruentée au niveau du pédicule, large au plus comme une pièce de cinquante centimes ; après l'ovario-salpingectomie au contraire, on voit qu'il reste dans le bassin une large surface cruentée, comprenant en arrière la face antérieure du rectum et du sacrum, en avant les débris du ligament large, en dehors la paroi pelvienne, en dedans l'utérus ; dans le cas d'ablation double, elle est plus large encore et comprend presque toute l'excavation pelvienne ; cette surface avivée et saignante, donne lieu à un écoulement sanguin en nappe, au moment de l'opération, mais on en vient à bout assez facilement par la compression au moyen des éponges, et par l'emploi de l'eau chaude ; malgré cela, cette plaie véritable va fournir un écoulement séro-sanguinolent, d'abord, puis purement séreux qui dans quelques circonstances est très abondant ; le liquide ainsi sécrété s'accumule dans le petit bassin, dans le cul-de-sac de Douglas, et sa présence peut donner lieu à de graves accidents. On dit qu'avec une antisepsie parfaite, il n'y a rien à redouter, que sans infection il n'y a pas de suppuration, que le sérum et le sang, s'ils ne sont pas infectés, se résorberont; c'est évidemment ce qui arrive bien souvent. Mais ici, la plaie opératoire n'est pas la seule voie d'infection, n'a-t-on pas opéré au milieu de tissus friables, de fausses membranes souvent infiltrées de pus ? Ne reste-t-il pas souvent des débris d'ovaire suppuré? l'extrémité de la trompe comprise dans le pédicule n'est-elle pas elle-même infiltrée de pus ? Que dire encore lorsqu'il existait une ouverture fistuleuse avec le rectum ou avec une autre partie de l'intestin ?

Enfin nous l'avouons, nous n'avons qu'une confiance modérée dans la possibilité absolue de maintenir aseptique une collection liquide placée au contact du gros intestin, surtout si la surface externe de cet intestin vient à être mise à nu, amincie et avivée, comme c'est précisément le cas ici.

Il est donc dans la plupart des cas absolument nécessaire d'assurer l'évacuation de ce liquide. Aussi presque tous les chirurgiens emploient le drainage abdominal dans ces conditions. Il est bien entendu que si l'opération est simple, s'il y a peu d'écoulement sanguin, si la surface avivée est très minime, tout drainage sera superflu.

On pratiquera le drainage du bassin soit avec un tube de verre, ainsi que cela est usité en Angleterre, en particulier à Samaritan Hospital, ou avec un drain de caoutchouc volumineux. Les deux sont bons ; l'essentiel est d'employer un drain très gros et de placer son extrémité inférieure dans le cul-de-sac de Douglas ou entre les lames du ligament large, s'il a été dédoublé : l'autre extrémité sort par la partie inférieure de la plaie abdominale.

Quelques auteurs pratiquent le drainage d'une autre façon : ils font passer le drain à travers le cul-de-sac de Douglas dans le vagin, font ainsi un drainage vaginal. Cette méthode serait très bonne puisqu'elle draine dans le point le plus déclive, mais les chances d'infection sont plus grandes et bien plus sérieuses que par la voie abdominale.

Mikulicz a préconisé récemment un autre mode de drainage, qui consiste à placer dans le bassin un sac de gaze rempli de minces bandelettes de gaze iodoformée. Ces bandelettes sortent par la plaie abdominale, elles absorbent parfaitement les liquides, et on peut les retirer une à une jusqu'à cessation de l'écoulement. C'est en un mot, un drainage au moyen de tentes aseptiques.

Le drainage fait, de l'une ou de l'autre manière, mais préférablement au moyen d'un tube en caoutchouc, on procède à la suture de la paroi, et au pansement.

La suture ne présente rien de particulier dans le cas qui nous occupe; on peut employer le fil d'argent pour réunir toute l'épaisseur de la paroi. Mais nous préférons la soie phéniquée comme plus facile à enlever, et mieux supportée par les tissus; il est bon de faire une suture spéciale avec un fil résorbable comme le catgut ou le kangouroo fin pour le péritoine et les plans aponévrotiques ; on combat ainsi, autant que possible, la tendance à l'éventration. Si la paroi abdominale est très épaisse et surtout très grasse, on peut craindre de voir se produire de petits abcès dans la suture ou au niveau des fils, il faut avoir la précaution que bien peu de chirurgiens mettent en usage de faire le drainage de la paroi elle-même ; pour cela de distance en distance on placera verticalement dans la suture de petits drains peu profonds, ou quelques crins de Florence, que l'on pourra retirer dès le 2e ou 3e jour.

Nous dirons peu de chose au sujet du pansement; il doit être, comme pour toute laparotomie, antiseptique, absorbant, et compressif. Nous rejetons formellement le pansement typique de Lister, qui ne répond pas maintenant aux besoins de la chirurgie et que, du reste, Lister avait déjà complètement modifié il y a trois ans lorsque nous le visitâmes à King's College. Le pansement antiseptique sec, composé d'une gaze antiseptique (iodoforme, salol ou sublimé) et d'une ouate aseptique répond à toutes les indications des opérations dans lesquelles on suture la plaie comme ici.

Si on n'a pas fait de drainage, on peut laisser le premier pansement pendant sept ou huit jours, la température restant basse, et l'abdomen indolent; au bout de ce temps on enlève les sutures, et après quelques jours de séjour au lit la guérison de la plaie est achevée.

Avec le drainage, il faut plus de surveillance. On est étonné de voir quelle quantité de liquide peut s'écouler par le drain pendant les trente-six premières heures. Lorsque la sécrétion est si abondante on fera bien de placer sur l'extrémité du tube une éponge fine que l'on renouvelle dès qu'elle est imbibée ; on peut aussi enlever le liquide au moyen d'un aspirateur et si l'écoulement est modéré on mettra seulement sur l'extrémité du drain un tampon de ouate iodoformée. Au bout de deux ou trois jours l'écoulement diminue beaucoup, et on peut déjà sinon retirer le drain, du moins le remplacer par un tube plus petit. Généralement, le cinquième jour l'écoulement est devenu tout à fait insignifiant, et n'est plus entretenu que par la présence du tube lui-même, on peut donc l'enlever totalement. Mais il y a de nombreuses exceptions, souvent on ne peut cesser le drainage avant le dixième, le quinzième ou même le vingtième jour ; on se guidera pour cela sur la plus ou moins grande abondance de la sécrétion.

Le drainage est presque toujours très bien supporté, il peut quelquefois donner lieu à des troubles réflexes singuliers. Mundé cite un cas où des vomissements rebelles, sans fièvre, cessèrent dès qu'on eût enlevé le drain.

Résultats de l'opération.

Le résultat que l'on cherche à obtenir c'est la suppression des douleurs, des troubles menstruels, l'éloignement des dangers que peut causer une rupture, la disparition des phénomènes de pelvi-péritonite. Ce résultat on l'obtient presque toujours par l'opération qui a été préconisée par Lawson Tait. Les douleurs disparaissent complètement, la marche redevient possible, les troubles nerveux disparaissent, l'embonpoint, la gaieté renaissent, la malade redevient en un mot tout à fait bien portante.

On obtient souvent ce résultat heureux immédiatement après l'opération mais souvent aussi, cette amélioration si manifeste se fait attendre plusieurs semaines, plusieurs mois, jusqu'à une année. C'est une circonstance dont il est important de prévenir les malades, cette guérison tardive a été observée par tous les chirurgiens qui ont observé un certain nombre de malades, Mundé (1), Wylie (2), Tait, y font allusion, M. Bouilly nous a dit avoir observé le même fait, et cependant au bout de ce laps de temps variable, de six, huit mois, les malades recouvrent une santé parfaite. Les douleurs ne sont pas explicables, par la persistance d'un foyer inflammatoire, lorsque l'opération a été complète et bien faite ; mais cette lenteur du retour à un équilibre parfait de la santé ne doit pas nous étonner, après les lésions si multiples que nous avons décrites dans le bassin ; lorsqu'il existe compression, et même adhérence aux troncs nerveux, en particulier à l'obturateur, un certain temps est nécessaire, pour que toutes ces lésions disparaissent. On s'est trouvé bien d'employer dans ces cas l'électricité, en particulier la faradisation à faible intensité.

La menstruation disparaît complètement si on a enlevé les deux trompes et les deux ovaires ; elle persiste d'une façon quelconque s'il reste un ovaire ou un fragment même minime de tissu ovarien.

Lawson Tait en est venu à attribuer aux trompes un rôle prépondérant dans le phénomène de la menstruation ; pour lui l'ablation des ovaires est insuffisante à arrêter l'écoulement du sang, il faut supprimer aussi les trompes ; mais tous les faits protestent là contre.

Toutes les fois qu'on a enlevé d'une façon absolument complète les deux ovaires, la menstruation n'a pas persisté ; aucun fait probant n'a été encore donné du contraire. Je sais bien qu'on en a cité maint et maint, aucun n'entraîne la conviction. Tout le monde sait combien il est difficile d'affirmer qu'on a enlevé complètement les ovaires sans en laisser une seule parcelle ; parfois il est déjà très difficile de les trouver, et très fréquemment, après une opération d'ovariotomie double, dans laquelle on croit avoir enlevé parfaitement les deux organes,

(1) *American Journal of obstetrics*, février 1888.
(2) *Loc. cit.*

ou dans une hystérectomie abdominale, il reste un fragment minime de tissu ovarien dans l'un ou l'autre des pédicules, lequel suffit pour entretenir l'hémorrhagie mensuelle. Ce serait du reste, une idée assez bizarre d'admettre que nous faisons une exception de ce genre dans la série animale ; or, sur les femelles d'animaux l'ablation des ovaires donne des résultats précis. C'est pourquoi lorsqu'on pratique une opération dans laquelle il est important de ne laisser aucun fragment d'ovaire, particulièrement en dedans, avec le ligament utéro-ovarien, comme dans les castrations pour fibromes par exemple, il est nécessaire d'apporter le plus grand soin à la recherche complète de l'ovaire, et de cautériser avec le Paquelin, les points qui paraîtraient douteux.

Au contraire, les faits dans lesquels, malgré une destruction complète des trompes, la menstruation a persisté d'une façon régulière, ne sont pas rares. M. Lucas-Championnière montrait à la Société anatomique, séance du 13 janvier 1888, un cas dans lequel les deux trompes étaient absolument détruites par deux pyo-salpingites, les ovaires peu atteints, avec persistance absolument parfaite de la menstruation, et citait au contraire une malade, chez laquelle il avait fait l'ablation des deux ovaires sans aucunement toucher aux trompes : la menstruation avait cessé immédiatement et d'une façon complète. Que les trompes fournissent une partie du sang des règles, cela est probable ; mais qu'elles aient une action analogue à celle de l'ovaire pour provoquer le phénomène même de l'afflux sanguin, c'est ce que nous nions. La théorie française de l'ovulation et de la menstruation établie, il y a longtemps déjà, par notre compatriote Négrier, d'Angers, reste entière.

Lorsque l'ablation a été unilatérale, on a pu voir se produire la fécondation, et chez un certain nombre de malades la grossesse a été absolument normale et est arrivée à terme ; cela n'a rien d'étonnant, mais nous verrons qu'au point de vue des indications opératoires c'est un fait dont il faut tenir compte.

Les statistiques en chirurgie prouvent peu de chose, surtout dans une opération aussi variable que celle dont nous nous occupons, cependant nous citerons quelques chiffres que nous avons pu relever :

Schlesinger (1) a relevé 274 opérations, avec 24 morts, ce qui donne une mortalité de 8,76 0/0.

Gusserow (2), sur 14 opérations a eu 14 guérisons.

Meinert (2), 15 opérations, 14 guérisons, 1 mort par tétanos.

Imlach (3) cite 41 opérations pour tubo-ovarite, avec 3 morts (7 0/0), chez deux malades, ablation unilatérale, grossesse normale à terme.

Mundé (4), en 1886 a fait 13 salpingo-oophorectomies, avec 12 guérisons.

Lawson Tait a opéré (*Brit. med. Journal*, 16 avril 1887), 63 cas, avec une seule mort.

Orthmann (5), rapporte 21 cas de salpingo-ovariotomie avec deux cas de mort, 9,5 0/0.

Indications de l'opération. — Nouvelle opération.

L'indication qui prime toutes les autres, et qui le plus souvent force à intervenir est fournie par l'acuité et la persistance des douleurs; il n'est pas douteux que l'opération, de quelque façon qu'on la fasse, est le seul moyen de venir en aide à ces malades, atteintes de poussées répétées de pelvi-péritonite et de péri-métrite; on peut agir avec confiance si on se met dans de bonnes conditions, et on peut être sûr d'obtenir un résultat favorable. Il est donc impossible de refuser à des malades dont la vie n'est plus qu'un long supplice, ce bénéfice certain d'une opération. Lorsque l'affection est devenue tout à fait chronique, qu'on a tout essayé, sans soulagement, il n'est pas difficile de se décider à l'opération; mais il est d'autres circonstances où la décision et la résolution du chirurgien sont plus nécessaires.

(1) *Dissertation inaugurale sur la laparosalpingotomie*, 1887, St-Pétersbourg.
(2) 59e *Congr. des natural. all.* Berlin.
(3) *Liverpool med. chir. Journal*, 1886.
(4) *Americ. Journal, of obstetric*, 1887.
(5) ORTHMANN. *Virchow's Archiv*, 1887.

Lorsqu'on voit éclater une pelvi-péritonite aiguë, dans le cours d'une blennorrhagie ou peu de temps après les couches, quelle conduite tenir ? Il n'en est qu'une vraiment chirurgicale : ouvrir l'abdomen, désinfecter le petit bassin, remplir en un mot les indications comme partout ailleurs, enlever les organes irrémédiablement détruits.

Mais si quelques chirurgiens suivent déjà avec le plus grand succès cette pratique hardie et bienfaisante, combien hésiteront, et se résigneront à l'expectation, cette expectation qui à travers des dangers mille fois plus grands mènera à opérer après deux ou trois années de souffrances et d'inaction, dans des conditions beaucoup moins favorables.

Faut-il hésiter aussi dans le cas de rupture d'une pyo-salpingite qui s'accompagne, on l'a vu assez souvent, de phénomènes de péritonite aiguë ?

Doit-on reprocher sa conduite à Lawson Tait dans ce cas, vraiment remarquable par l'absence de douleurs : « Il y a « quelques semaines, dit-il, j'enlevai à la femme d'un confrère, « une pyo-salpingite bilatérale sur le point de se rompre, ce « qui aurait tué la malade avant une semaine, et pourtant elle « n'avait jamais souffert au point que j'eus toutes les peines du « monde à faire accepter l'opération à son mari » (1).

Parfois, au contraire, il faut, jusqu'à un certain point, résister à des malades qui, se plaignant de douleurs pelviennes très vives, réclament à tout prix une intervention active, sans que par l'examen on puisse trouver des lésions très prononcées. Mais même encore dans ces cas, devant des douleurs excessives prolongées pendant des mois, localisées dans le petit *bassin, ne cédant à aucun moyen, il faut opérer.*

Quelle opération faut-il faire ? Faut-il dans tous les cas, comme Lawson Tait, le véritable promoteur de « *the removal of the uterine appendages* », pratiquer l'ablation bilatérale des annexes, quel que soit leur état du côté le moins malade ? Faut-il avec d'autres auteurs pratiquer l'ablation unilatérale, et n'enlever que ce qui paraît profondément altéré. Lawson Tait après avoir pratiqué exclusivement l'opération unilatérale a

(1) *British med. Jour.*, 4 juin 1887.

vu l'affection se développer du côté opposé et nécessiter plus tard une nouvelle laparotomie. Il a vu le fait se produire dans 17 cas sur 26 opérations unilatérales ; si bien qu'il arriva aux conclusions suivantes : « Si une malade souffre assez pour justi- « fier la laparotomie pour une inflammation chronique des an- « nexes de l'utérus, et si un côté seulement est atteint, l'opéra- « tion afin de procurer à la malade un bénéfice durable et « complet, comme toute opération doit le faire, devra être « bilatérale. Mais bien entendu, il faut dans ce cas consulter « la malade et lui exposer les risques auxquels elle s'expose « c'est-à-dire récidive de l'autre côté et deuxième opération ».

Néanmoins il est des cas où l'ablation unilatérale doit être faite, et il est d'autres conditions dont il faut tenir compte. Dans une première hypothèse les deux côtés sont atteints, là pas de doute à avoir, il faut faire l'ablation bilatérale et complète. Dans une seconde hypothèse un côté est atteint, l'autre paraît à peu près sain ; si on opère une malade d'un certain âge, ayant déjà des enfants, ne désirant pas en avoir d'autres, pour éviter le risque d'une seconde laparotomie, il faut faire aussi l'opération bilatérale. Si au contraire il s'agit d'une femme jeune, ou d'une jeune fille, la rendra-t-on inféconde pour une lésion à venir, et non absolument certaine après tout ? Non, on fera l'ablation unilatérale, et on pourra courir le risque d'une seconde laparotomie qui n'a rien d'effrayant ; car une grossesse est possible, probable même si les annexes sont tout à fait saines du côté conservé. Mundé (1) suit absolument cette règle de conduite, et il conseille dans ce dernier cas, d'exposer les résultats de l'opération à la malade, au point de vue de la fécondation, et *de suivre son sentiment; se réservant naturellement, le droit* d'agir au cours de l'opération, suivant les circonstances, et d'enlever les deux ovaires s'ils sont tous deux malades.

Opérations nouvelles. — Il est manifeste d'ailleurs que depuis un an un mouvement très important s'est fait parmi les chirurgiens anglais et américains contre l'opération exclusive de l'ablation. On a compris que les maladies de la trompe, des

(1) *American Journal of. obstetrics*, fév. 1888.

ovaires, du ligament large, du péritoine, réclament non pas une opération toujours la même, mais une thérapeutique raisonnée, remplissant les indications que présentent les différents cas, au moyen d'opérations variées.

Les médecins se sont d'abord insurgés contre la fréquence des affections des trompes.

L'un d'eux, Henry Coe a levé l'étendard de la révolte dans l'American Journal of obstetrics (1), et a publié un article qui a pour titre : *Les maladies des annexes sont-elles aussi fréquentes qu'on veut nous le faire croire ?* et dans lequel il s'élève vigoureusement contre les prétentions des chirurgiens à faire un diagnostic aussi difficile que celui-là, et leur facilité à opérer beaucoup de femmes qui ont peu de lésions du côté des ovaires et des trompes. Peu de temps après, Lawson Tait (2) répliqua avec la dernière énergie dans le même journal pour justifier son opération. A la réunion de l'American gynecological Society (1886), Martin (de Berlin) expose qu'il n'opère que dans les cas où il existe une tumeur bien nette, jamais dans les cas aigus.

Emmet appuie son opinion en disant qu'il pense que les deux tiers des cas actuellement opérés ne le seraient pas dans cinq ans d'ici.

Enfin, William Polk, à la même Société gynécologique Américaine, lit une communication avec ce titre : Faut-il sacrifier les trompes et les ovaires dans tous les cas de salpingites ? et il expose une nouvelle méthode qui consiste à faire la laparotomie, à rompre les adhérences de la trompe, de l'ovaire, de l'utérus, et à pratiquer des opérations plastiques pour redresser et maintenir en place les annexes et l'utérus ; il a suivi cette manière de faire dans huit cas avec des résultats variables. Plusieurs auteurs ont travaillé dans cette voie, et Mundé en parle tout récemment dans son journal (février 1888).

La conduite du chirurgien doit être basée sur la nature des lésions trouvées pendant la laparotomie ; c'est la règle qui doit guider la chirurgie des annexes.

Le premier point à considérer est l'état de l'ovaire, c'est

(1) *American Journal of obstetrics*, juin 1886.
(2) *American Journal of obstetrics*, septembre 1886.

l'ovaire qui est l'organe important, et c'est d'après ses lésions, sa destruction ou son intégrité qu'il faut se décider. Si l'ovaire est reconnu sain et encore utile (ainsi que Mundé le remarque, on a enlevé des ovaires prétendus kystiques, sur lesquels une vésicule de de Graaf était près de se rompre), on doit tout faire pour le conserver et pour conserver la trompe.

Si l'ovaire est détruit par un abcès, par une sclérose, par un kyste hématique, il faut enlever ovaire et trompe.

S'il n'y a aucun espoir de conserver à l'ovaire une trompe utile, il faut aussi enlever trompe et ovaire.

Dans beaucoup de cas de salpingites catarrhales, on pourra se contenter de rompre les adhérences de la trompe et de l'ovaire, gratter au besoin les végétations du pavillon et du canal de la trompe, et en pratiquer le cathétérisme; désinfecter la trompe et le petit bassin au moyen de liquides antiseptiques, injectés à travers la trompe dans l'utérus.

On agira en outre sur les déviations et déplacements des organes; on pratiquera l'hystérorraphie antérieure ou suture de l'utérus à la paroi abdominale, et le raccourcissement du ligament rond fait par la cavité abdominale, s'il y a rétroversion utérine.

On pratiquera le raccourcissement du ligament tubo-pelvien pour fixer la trompe, on rompra les adhérences de l'ovaire et de la trompe avec les faces du ligament large.

Cette nouvelle thérapeutique n'a encore été expérimentée qu'un trop petit nombre de fois pour qu'on puisse l'apprécier; mais il est certain que l'ablation, telle qu'elle est pratiquée maintenant, sera modifiée dans ce sens.

OBSERVATIONS

Observation I (inédite)

Recueillie par N. Hallé dans le service de M. Terrier.

Tubo-ovarite. — Abcès ovarien dans l'épaisseur du ligament large.

Hervée M..., 24 ans, domestique, salle Chassaignac, n° 21.

Cette femme a été réglée à 15 ans. Les règles ont toujours été normales, indolentes, peu abondantes, mais assez longues. Sept à huit jours en moyenne. Elle a eu deux enfants. Le premier à l'âge de 20 ans : couches faciles. Le deuxième à 22 ans. Couches normales aussi, elle garde le lit seulement pendant 15 jours. Les deux enfants vivent bien portants.

Le 1er novembre, à la fin de ses règles, elle est prise à la suite d'un refroidissement au lavoir, de frissons et de fièvre. Depuis cette époque elle a souffert continuellement de douleurs abdominales, du côté gauche principalement, et de quelques douleurs de reins. Cependant, elle ne s'est pas alitée ; depuis lors, elle a presque continuellement perdu en blanc et assez abondamment. Les règles sont revenues normalement à la fin du mois de novembre.

A son entrée à l'hôpital Bichat, le 12 décembre, elle est pâle, amaigrie, fatiguée, et continue à souffrir du ventre, toujours à gauche. — Inappétence, nausées, digestions difficiles.

Le palper de l'abdomen ne fournit qu'une résistance vague, profonde du côté gauche dans l'excavion pelvienne.

La palpation est un peu douloureuse de ce côté. Au toucher vaginal, le col est petit, légèrement entr'ouvert. La lèvre antérieure est un peu volumineuse. Le col est abaissé et son orifice regarde légèrement en arrière. L'utérus est peu mobile. Dans le cul-de-sac latéral gauche on trouve une tumeur arrondie, peu volumineuse, mollasse, obscurément fluctuante ; on trouve des battements artériels au même point.

Les règles apparaissent le 13 décembre, et se prolongent jusqu'au 17. Un peu douloureuses, peu abondantes ; du 20 au 30 plusieurs poussées fébriles.

Douleurs du ventre persistantes. Pas de modifications dans les signes physiques.

2 janvier. Nouvel examen. On constate la persistance de la même tumeur fluctuante dans le cul-de-sac gauche s'étendant un peu dans le cul-de-sac antérieur. On pose le diagnostic de pyo-salpingite gauche.

Le 3. Laparotomie par M. Terrier. Incision à la paroi de 10 centimètres environ entre le pubis et l'ombilic ; on sectionne le péritoine avec précaution. L'épiploon vient aussi faire issue par la plaie. On agrandit un peu l'incision jusqu'à l'ombilic.

L'épiploon est fixé dans le petit bassin, il adhère à l'utérus et au bord supérieur du ligament large gauche ; on le détache et on le lie au catgut. L'S iliaque est également fixé au ligament large du même côté par trois de ses appendices épiploïques, qui sont détachés, liés et réséqués.

Ceci fait on sent très bien une tumeur sous-péritonéale, à la partie supérieure de laquelle se dessine nettement la trompe. Cette tumeur, grosse comme une orange, arrondie, de coloration rouge brun, occupe la partie latérale gauche et postérieure de l'excavation, et tient à l'angle supérieur gauche de l'utérus ; elle est adhérente et immobile ; on arrive à la pédiculiser vers l'angle supérieur gauche de l'utérus et à passer au-dessous d'elle un fil de soie. En serrant ce fil, il coupe le tissu utérin qui donne du sang. On place une pince courbe en ce point.

M. Terrier incise le péritoine sur le bord supérieur du ligament large, en avant de la trompe, puis pénètre avec son doigt sous le péritoine en avant et en arrière, dans le ligament large, et le dédouble en dilacérant son tissu. La tumeur pénètre très profondément jusqu'au plancher pelvien.

On arrive enfin à l'isoler et à l'énucléer ; à ce moment elle se déchire et donne issue à un liquide muco-purulent qu'on éponge aussitôt.

La tumeur est alors rapidement enlevée, et des pinces sont placées sur quelques adhérences externes. On fait une toilette soigneuse des parties souillées par les liquides de la tumeur, avec des éponges aseptiques. Cela fait et les ligatures sur l'épiploon et les franges épiploïques placées, M. Terrier essaie de lier le tissu utérin au-dessous de la pince placée sur la déchirure de son bord. Mais le tissu se coupe encore ; il passe alors un fil de soie avec une aiguille de Reverdin à travers la plaie et la suture : l'hémostase se fait aussitôt. Ligature du pédicule externe avec la soie.

Il reste une poche entre les feuillets du ligament large, lequel a été complètement dédoublé pour l'énucléation de la poche purulente qui formait, à vrai dire, un véritable abcès dans l'épaisseur du ligament large ; on nettoie cette cavité soigneusement avec des éponges, et on y place un gros drain de caoutchouc. Toilette minutieuse du bassin.

Sur la paroi, huit points de fil d'argent et autant avec le crin de Florence. Pansement iodoforme et lister. Durée 1 heure, spray phéniqué.

Les suites de l'opération furent tout à fait favorables ; la température n'atteignit pas 38°. Le premier pansement fut fait le 9 janvier, septième jour de l'opération, les fils d'argent sont enlevés. Le drain lavé est replacé. Le 14, le drain est enlevé. Le trajet reste fistuleux pendant quelques jours.

A la fin de janvier, la cicatrisation est complète, l'état de la malade est excellent ; elle quitte l'hôpital.

Examen de la pièce, par M. Poupinel. — *Description macroscopique.* — La tumeur comprend la trompe augmentée de volume, grosse comme le petit doigt, et sinueuse, et une poche suppurée, du volume d'une petite orange, située au-dessous de la trompe, à laquelle elle adhère intimement. La séparation de cette poche et de la trompe ne peut être faite que par la dissection.

La trompe a son pavillon tuméfié, augmenté de volume, avec ses franges rouges et œdématiées. Elle est allongée et incurvée en bas. Elle contient un liquide trouble puriforme. On ouvre la trompe dans toute sa longueur, elle est libre et perméable dans toute sa partie externe. Près de son extrémité interne au voisinage du point de section du côté de l'orifice utérin, on constate que le calibre se rétrécit. Les parois sont très augmentées d'épaisseur, de coloration jaunâtre, comme infiltrées de pus. Il en résulte en ce point une véritable oblitération de la trompe. En ce point altéré très profondément, on constate l'existence d'une petite perforation pouvant admettre l'extrémité d'un stylet, et devant conduire très probablement dans la poche purulente adjacente ; car les tissus sont ramollis, friables et infiltrés de pus. L'espace qui sépare la trompe de l'abcès n'est pas de plus de 5 millimètres. On ne peut avoir la certitude absolue de cette communication, car le kyste a été déchiré pendant l'extraction précisément en ce point. La poche purulente sous-salpingienne a des parois épaisses, blanchâtres, comme fibreuses, et contenant dans leur épaisseur de petits kystes.

La paroi interne est inégale, tomenteuse comme une poche d'abcès froid, et d'une coloration rouge brunâtre.

A l'œil nu on ne trouve pas trace d'ovaire dans la pièce.

Description histologique. — La trompe présente à un léger degré les lésions de la salpingite : les végétations et replis normaux sont plus augmentés d'abondance, mais leur charpente hypertrophiée est *embryonnaire* sillonnée de capillaires. Les végétations sont tapissées d'un revêtement régulier de cellules cylindriques ; les unes ayant leurs cils vibratiles, les autres en étant dépourvues. Sur les coupes les plis du revêtement tapissant les végétations coupées en sens variables simulent des enfoncements adénoïdes en plein tissu embryonnaire. La paroi musculo-fibreuse de la trompe est épaissie, enflammée, elle est infiltrée d'îlots de cellules embryonnaires déposés entre les faisceaux de fibres musculaires.

La poche kystique suppurée ne présente pas d'épithélium sur sa face interne, elle est constituée de tissu conjonctif parcouru par de nombreux et volumineux vaisseaux sanguins dont quelques-uns affectent la disposition hélicine. La plupart de ces vaisseaux ont une direction parallèle à la surface de la paroi kystique. Cette paroi est creusée de quelques petites cavités qui présentent l'aspect, à l'œil nu, de la texture histologique de vésicules de de Graaf.

Observation II (inédite)

Recueillie dans le service de M. Terrier.

Tubo-ovarite. — Laparotomie. — Guérison.

Marie V..., 25 ans, cuisinière, salle Chassaignac, n° 19.

Cette femme d'une bonne santé habituelle a été réglée à l'âge de 14 ans, facilement et régulièrement jusqu'au commencement de l'année 1887. Elle a deux enfants, l'un à 21 ans, l'autre à 23 ans. Les couches ont été faciles Après la seconde, il y eut une perte de sang abondante et prolongée.

Le début de la maladie actuelle remonte au mois de janvier 1887. A cette époque, survint une perte de sang très longue, pendant près d'un mois, avec des intermittences. En mai 1887, deuxième métrorrhagie durant sept semaines.

A ce moment la malade entre à l'hôpital Beaujon dans le service du professeur Duplay, elle perdait beaucoup de sang et souffrait dans le côté droit du ventre. On fit un traitement par l'ergotine, et la glace sur l'abdomen ; au dire de la malade, on aurait fait le diagnostic de fibrome. L'hémorrhagie continuant, on fit la dilatation du col par des tampons. A la suite, accidents sérieux de fièvre, douleurs dans le ventre (pelvi-péritonite) qui durèrent environ un mois et demi. Elle sort cependant en assez bon état. Depuis lors elle n'a plus eu de perte ni éprouvé de vives douleurs.

Dans les deux derniers mois, les règles sont venues trois fois, un peu douloureuses ; au moment des époques, a de petits accès de fièvre, les douleurs reparaissent ; elle entre à Bichat le 28 octobre 1887.

Lors de son entrée à Bichat, on ne constate aucune augmentation notable du ventre ; rien de net au palper de l'abdomen. Au toucher vaginal, on trouve le col entr'ouvert, un peu volumineux et regardant à gauche. Le cul-de-sac latéral gauche est libre et souple.

Dans le cul-de-sac latéral droit on sent une tumeur arrondie, lisse, dure, peu volumineuse, donnant la sensation d'un fibrome utérin développé du côté du ligament large. L'utérus paraît être en antéflexion peu prononcée et mobile.

22 novembre 1887. Laparotomie par M. Terrier.

La paroi et le péritoine étant incisés, on tombe sur l'épiploon et l'intestin qui ne sont pas adhérents et qu'on relève facilement ; puis on voit sur le côté droit de l'utérus une tumeur ovoïde, allongée transversalement et occupant le ligament large. Cette tumeur se prolonge un peu en arrière de l'utérus et adhère à sa face postérieure.

On voit en avant et toujours vers le bord droit de l'utérus, la trompe qui paraît se confondre avec la tumeur. Nul vestige d'ovaire ou de pavillon de la trompe.

En bas, la tumeur est fixée au plancher pelvien. On la ponctionne. Elle contient environ cinq à six cents grammes de pus bien lié. Cette ponction faite, et l'orifice oblitéré, on commence à isoler la tumeur tantôt avec les doigts, tantôt avec les ciseaux et le bistouri. Cet isolement facile en arrière de l'utérus, puis en arrière de la tumeur, et en avant d'elle, devient plus pénible en dedans et en dehors, et dans l'excavation.

En dedans, en dédoublant les lames du ligament large, on isole la masse et on constitue un pédicule utérin sur lequel on applique deux ligatures serrées en X.

En dehors, on arrive jusqu'au voisinage des *vaisseaux iliaques*. Si bien que M. Terrier n'ose faire une double ligature, dans la crainte de traverser la veine, il se contente de faire une simple ligature circulaire. Les deux pédicules : utérin et utéro-ovarien faits, la tumeur est énucléée du bassin où il reste une surface cruentée de quatre à cinq centimètres carrés environ. Cette surface saigne peu.

La paroi postérieure de l'utérus, déchirée par la dissection de la tumeur, est suturée avec du catgut, en surjet et avec l'aiguille de Reverdin.

L'hémostase étant assurée, et la cavité péritonéale nettoyée avec des éponges, on cherche en vain l'autre ovaire qui paraît recouvert par des fausses membranes, ainsi que la trompe. Suture de la paroi avec du fil d'argent et crin de Florence. Pas de drainage.

Durée : 50 minutes.

Les suites de l'opération furent tout à fait normales. Le 3 décembre, la cicatrisation était complète, tous les fils enlevés, le ventre souple et indolent.

La convalescence marche rapidement, elle fut troublée, dans le mois de décembre, par trois accès fébriles passagers, revenant avec une certaine périodicité le 12, le 19 et le 27. La malade se plaint de céphalalgie, de douleurs lombaires, elle a des nausées, le ventre reste absolument indolent. Ces accidents cèdent au sulfate de quinine.

A partir du 1er janvier il n'y a plus eu de fièvre, les règles qui devaient revenir le 19 décembre n'ont pas reparu. Elle sort tout à fait guérie le 7 janvier 1888.

Le toucher vaginal pratiqué avant sa sortie ne montre plus rien d'anormal dans le petit bassin, à peine une légère induration dans le cul-de-sac droit.

La malade est revue le 23 janvier. Etat très satisfaisant, il n'y a plus de douleurs ni de fièvre, la santé générale est parfaite, la malade a beaucoup engraissé. Les règles n'ont point reparu en janvier.

EXAMEN DE LA PIÈCE, par M. POUPINEL. — *Description macroscopique.* — La pièce se présente sous la forme d'une tumeur sphérique du volume d'une orange environ, constituée aux dépens de la trompe de Fallope. Elle se compose de : 1° une partie principale à paroi fibro-vasculaire, épaisse en moyenne de 3 à 5 millimètres. En son point le plus épais, situé au voisinage du pédicule utérin, la paroi mesure de 15 à 20 millimètres d'épaisseur : à la coupe on observe en ce point deux petites cavités du volume d'un petit pois, ayant l'aspect des vésicules de de Graaf. La surface interne de la poche est tomenteuse par suite du dépôt sur cette surface d'une épaisse couche de pus qui remplit la cavité.

2° De deux petits kystes secondaires à contenu séreux et à paroi lisse, développés dans l'épaisseur de la paroi du kyste principal. Ces kystes séparés l'un de l'autre par une mince cloison transparente, n'ont avec le kyste purulent aucune relation directe évidente.

La tumeur adhérait à l'angle de l'utérus et à sa face postérieure par un court et large pédicule dont la section présente la surface d'une pièce de deux francs environ. Elle tenait aux parties voisines par divers pédicules, l'un très vasculaire, voisin de l'utérus; un autre presque à l'opposé du précédent contenant dans son épaisseur un petit kyste transparent du volume d'un haricot.

Description histologique. — L'examen histologique a porté sur la paroi du kyste suppuré, et des kystes accessoires, au point le plus épais, qui nous a semblé devoir nous donner les renseignements les plus complets sur la constitution de cette tumeur. Les conclusions de cet examen sont les suivantes : La suppuration dont la cavité principale a été le siège a complètement détruit l'épithélium, dont nous n'avons pu retrouver aucune trace. La surface interne de la paroi de cette cavité est entièrement tapissée par les produits d'une hyperplasie inflammatoire (globules de pus enfermés dans un réticulum fibrineux reposant sur une épaisse couche de tissu embryonnaire, sillonnée par de nombreux vaisseaux de nouvelle formation). Sous cette couche de tissu embryonnaire on en trouve une autre constituée de tissu conjonctif fibreux, dense, entremêlé de fibres élastiques et de quelques fibres musculaires lisses ; puis une autre couche de tissu conjonctif lâche parcouru par de nombreux vaisseaux artériels, veineux et capillaires gorgés de sang. Cette dernière couche de tissu conjonctif lâche vasculaire sépare la paroi du kyste suppuré de celle des kystes séreux. Elle est constituée par du tissu fibreux très dense que parcourent de gros vaisseaux parallèles à la surface, et tapissée sur son bord libre par une couche de cellules épithéliales cubiques, à gros noyau ovalaire. Le raclage de cette paroi des kystes séreux, effectué après séjour de vingt-quatre heures dans l'alcool au tiers, a montré l'existence dans ces kystes d'un revêtement continu de cellules épithéliales formant par leur juxtaposition un pavage régulier. Ces cellules ont un gros noyau ovalaire, irrégulier à un ou deux nucléoles et un protoplasma légèrement granuleux, peu abondant, limité par un contour irrégulier.

Nos coupes nous ont encore montré dans l'épaisseur de la paroi du kyste suppuré l'existence de nombreux et volumineux vaisseaux sanguins, de volumineux faisceaux de fibres lisses, à la section de la trompe de Fallope, dans une partie voisine, mais indépendante de celle qui a donné lieu au kyste suppuré.

Cette portion de trompe qui ne communiquait plus avec la portion suppurée, était néanmoins le siège d'une inflammation assez vive. La muqueuse en est très hypertrophiée, végétante.

Les végétations, dont le stroma est presque exclusivement embryonnaire, sont parcourues par de très fins capillaires et tapissés d'un épithélium cylindrique disposé sur une seule couche.

En certains points nous avons pu constater l'existence de cils vibratiles sur les cellules épithéliales. Les végétations de la muqueuse sont tellement exubérantes qu'elles remplissent toute la lumière du canal de la trompe, se rejoignent par leur sommet et donnent à la préparation l'aspect d'un adénome à cellules cylindriques.

Enfin dans le voisinage immédiat de cette section de la trompe, on observe les vestiges de l'ovaire englobé et déformé par la tumeur : deux petites cavités du volume d'un petit pois sont constituées par des vésicules de de Graaf. On observe aussi de nombreux ovules, et des vaisseaux artériels affectant la disposition hélicine.

Conclusions. — Inflammation chronique de la trompe dans une assez grande étendue, plus intense en un point par suite de la présence de micro-organismes ayant amené dans ce point l'occlusion du conduit tubaire, et abouti à la formation d'une poche kystique remplie de pus. La formation de cette poche a englobé et déformé l'ovaire, son développement est aussi vraisemblablement le point de départ de la formation de kystes séreux secondaires dans le ligament large.

Observation III (inédite)

Recueillie par Noël Hallé dans le service de M. Terrier.

Hémo-salpingite. — Ablation par laparotomie. — Guérison.

Th. P..., 36 ans, passementière, salle Chassaignac, n° 13. Menstruation établie à 10 ans ; toujours irrégulière. Les pertes de sang se montraient presque toujours deux fois par mois, durant 7 à 8 jours chaque fois, très pénibles, toujours accompagnées de douleurs. La santé générale étant bonne cependant.

A 24 ans, grossesse et accouchement normal. Reste alitée pendant 15 jours seulement. Suites de couches régulières.

Il y a neuf mois, début de l'affection actuelle. La malade est prise en dehors des règles, de douleurs abdominales, de vomissements et de constipation. En même temps le ventre commence à enfler. Depuis lors elle est restée presque continuellement alitée pendant cinq mois.

Pendant les deux premiers mois de la maladie : suppression complète des règles. Au bout de deux mois une perte de sang brusque très abondante, de sang noir très fétide au dire de la malade. Les douleurs de ventre qui étaient toujours localisées au côté gauche se calment après cette perte : les douleurs cessent.

Après cinq mois, amélioration considérable : la malade se lève et reprend ses occupations ; à partir de ce moment la menstruation devient régulière et ne se montre plus que tous les mois. Cet état de bonne santé se maintient pendant quatre mois, puis récemment la malade est reprise de douleurs dans le côté gauche de l'abdomen. Elle s'aperçoit que son ventre est tuméfié en bas et à gauche, et elle entre à l'hôpital Bichat le 25 novembre.

Femme pâle et amaigrie, souffrant assez pour rester presque continuellement au lit.

Au palper abdominal on trouve dans la région latérale gauche de l'hypogastre une tumeur dure et arrondie du volume du poing environ, douloureuse à la pression,

Au toucher vaginal, on trouve le col abaissé, assez gros et entr'ouvert, son orifice regarde à gauche. Le cul-de-sac gauche est rempli par une tumeur dure, arrondie, immobile, volumineuse, descendant assez bas dans l'excavation et paraissant bien se continuer avec la tumeur appréciable au palper de l'abdomen.

En avant et à droite on sent plus profondément une autre tumeur qu'on peut aussi retrouver par la palpation. Il est difficile de fixer la situation du corps utérin, les tumeurs paraissent se continuer avec lui.

On fait le diagnostic de fibromes utérins multiples du segment inférieur et on décide de faire l'opération de Battey.

5 décembre. Même état. La malade est prise de ses règles qui amènent une légère aggravation des douleurs. Règles peu abondantes, normales, qui se terminèrent le 8.

Le 10. Examen au spéculum : col entr'ouvert saignant assez facilement.

Cathétérisme : cavité de 7 centimètres donnant un mucus absolument clair et transparent.

Le 13. Laparotomie exécutée par M. Terrier assisté de MM. Périer et Quénu.

Incision de la paroi remontant jusqu'à l'ombilic ; paroi très chargée de graisse.

L'épiploon sous-jacent à la paroi est étalé en avant des intestins et adhérant en bas au détroit supérieur et à l'utérus. On le sectionne entre des pinces courbes et on le lie en trois faisceaux. A gauche on voit alors la tumeur, fluctuante, du volume d'une tête de fœtus de six mois, adhérente en avant à la paroi, en dedans à l'utérus qu'on a peine à délimiter, en dehors au bassin, en arrière à l'S iliaque. On ne voit pas l'ovaire.

En haut de cette masse, on reconnaît parfaitement la trompe formant une sorte d'S, absolument confondue avec la tumeur. Tentative d'isolement d'abord en avant, après incision de la partie superficielle de la poche, on cherche à l'énucléer. Cette énucléation est fort difficile en avant et n'est pas poussée très loin. En arrière on détache les adhérences avec l'intestin, et avec les franges épiploïques du côlon. La tumeur est très adhérente profondément aux parois du bassin, on arrive cependant à la libérer peu à peu; pendant ce temps la paroi se rompt et il s'écoule un liquide épais brunâtre, sorte de bouillie demi-solide, de couleur ardoisée fourni par des caillots anciens mélangés d'un liquide brun sirupeux. Ce liquide est épongé aussitôt ; puis la poche est prise au niveau de sa déchirure avec des pinces à kyste : la décortication est continuée et à un moment on peut en dehors passer le doigt sous la tumeur, arriver jusqu'en avant et faire une sorte de pédicule ovarien. Ce pédicule est serré par trois fils de soie en anses. Après section de ce pédicule la tumeur est libérée en dehors ; puis en disséquant la poche tantôt avec les ciseaux tantôt avec le doigt, on arrive jusque sur le bord gauche de l'utérus et sur sa face postérieure on finit par enlever la tumeur qui n'a pas de pédicule utérin saignant et qu'on doive lier.

Toilette péritonéale soignée au moyen d'éponges aseptiques. Quelques ligatures au catgut sont faites sur les vaisseaux provenant des adhérences intestinales, de l'épiploon et du ligament large.

La paroi est suturée par sept fils d'argent profonds, et sept crins de Florence. A l'angle inférieur de la plaie on place un gros drain de caoutchouc qui plonge jusqu'au fond du foyer pelvien. — Durée de l'opération 1 heure 15 minutes. Pansement de Lister.

Après l'opération le toucher vaginal est pratiqué : on constate la disparition complète de la tumeur qui occupait le cul-de-sac postérieur et latéral gauche,

Les suites opératoires furent des plus simples, la température ne monta pas au-dessus de 38°.

Le 19. Six jours après l'opération, on retire une partie des fils d'argent, on lave le tube et on le remet en place.

Le 29. On enlève le drain complètement.

7 janvier. La cicatrisation est complète; la malade sort le lendemain complètement guérie.

EXAMEN DE LA PIÈCE, fait par M. POUPINEL, au laboratoire de l'hôpital Bichat. — *Description macroscopique.* — Poche fibreuse incomplète, pleine de sang brunâtre coagulé, située sur le côté gauche de l'utérus. La paroi de cette poche présente une épaisseur de 2 à 3 millimètres. En un point qui correspond au bord supérieur de la tumeur, la paroi plus épaisse, mesure 10, 15 millimètres et même plus. La face interne de la poche principale est teintée en jaune brun par du sang coagulé qui y adhère. Sur cette face on observe une dépression qui correspond à un orifice pouvant admettre sans difficulté une sonde cannelée ordinaire. Cet orifice conduit par un canal tapissé par une muqueuse, dans une petite poche siégeant dans l'épaisseur de la paroi du kyste principal. La cavité du grand kyste hématique paraît être due à la dilatation de la partie externe de la trompe complètement oblitérée près de l'angle utérin.

Description histologique. — L'examen histologique a porté sur la paroi de la poche hématique au niveau d'un de ses bords déchiquetés, sur le canal de la trompe dans sa portion intermédiaire entre la grande et la petite dilatation, enfin sur le pédicule utérin entre la petite dilatation et la surface de section du pédicule.

La paroi de la poche hématique au point considéré est constituée de deux couches séparées par du tissu conjonctif assez lâche et riche en vaisseaux sanguins. La couche interne est de nature fibreuse, contient de nombreux et volumineux faisceaux de fibres musculaires lisses. Vers sa face interne elle est entièrement constituée de tissu embryonnaire sillonné par des capillaires de nouvelle formation. On n'y voit aucune trace d'un revêtement épithélial. C'est néanmoins, très vraisemblablement, la paroi de la trompe dilatée. Séparée de cette poche fibro-musculaire par du tissu conjonctif lâche et vasculaire, existe une couche fibreuse dure où nous avons la bonne fortune de rencontrer un corps jaune ancien. Les vaisseaux y affectent très nettement la disposition hélicine. La surface externe (probablement péritonéale) est tapissée d'un épithélium cubique, presque plat. Nous sommes vraisemblablement en présence des restes de l'ovaire déplacé, tiraillé et déformé pendant la formation et l'accroissement du kyste hématique de la trompe.

La trompe entre la grande et la petite dilatation nous a présenté une paroi musculaire très hypertrophiée et infiltrée de cellules embryonnaires. Les artères voisines ont leurs parois très épaissies, l'épaississement portant surtout sur la tunique moyenne. La muqueuse est très augmentée de volume. Les végétations et les replis normaux sont presque entièrement détruits, ce qui en reste, fortement pigmenté en brun, vers les parties les plus superficielles, présente un stroma conjonctif presque embryonnaire, parcouru par quelques enfoncements tubulés, tapissés d'épithélium cylindrique. Nous n'avons pu trouver aucun cil vibratile sur les cellules épithéliales.

La coupe du pédicule au voisinage de la petite dilatation de la trompe (dilatation sans issue du côté utérin) nous a montré l'existence au milieu du tissu fibreux et musculaire très abondant, infiltré par places de cellules embryonnaires, d'un canal tapissé d'épithélium cylindrique, à bord légèrement plissé, paraissant entouré d'une ceinture périphérique de fibres musculaires lisses. C'est évidemment le canal de la trompe. L'oblitération complète de ce canal qui existait entre la petite dilatation et l'utérus devait donc siéger en dehors du point où ont porté nos coupes, plus près du petit kyste et même plutôt dans l'épaisseur même de la paroi de ce petit kyste.

Observation IV (inédite)

Due à l'obligeance de M. le Dr Bouilly, chirurgien de la Maternité.

Pyo-salpingite chronique.— Hypertrophie musculaire de la trompe. — Écoulement de pus par l'utérus. — Laparotomie. — Guérison.

Rose L..., 31 ans, a été réglée à 17 ans, menstruation très pénible, périodes d'aménorrhée de 2, 3 mois et plus ; règles toujours douloureuses et écoulement très peu abondant. Première grossesse à 29 ans. Accouchée à terme d'un enfant vivant. Pendant la grossesse quelques douleurs dans le ventre ; restée à l'hôpital pendant 28 jours après l'accouchement (M. Pinard, à Lariboisière) et a eu des accidents puerpéraux. On l'a mise dans une chambre d'isolement et on a fait l'irrigation continue. Sort de l'hôpital souffrant toujours, ne pouvant pas marcher, et est obligée de garder le lit pendant presque un mois chez elle. Depuis lors a toujours eu des douleurs dans le bas-ventre, dans les reins, douleurs qui l'empêchaient de marcher. Enfin depuis l'accouchement *pertes blanches* très abondantes ; cette malade n'a pas eu une seule fois ses règles depuis son accouchement, actuellement elle n'a aucun signe de grossesse.

A son entrée à l'hôpital le 19 janvier 1888, la santé générale est encore assez bonne, mais il y a toujours des douleurs de ventre qui empêchent le travail et gênent beaucoup la marche. Depuis quelque temps, elle s'est aperçue de la présence d'une tumeur dans le côté gauche du bas-ventre.

A l'examen de l'abdomen, on trouve en effet à gauche une tumeur du volume du poing, mobile dans tous les sens, douloureuse, arrondie, ayant les caractères d'un kyste de l'ovaire avec pédicule développé. Au-dessous de cette tumeur on trouve une autre masse immobile à bord supérieur convexe, s'enfonçant en bas dans l'excavation ; masse dure, mate à la percussion, ne donnant pas de fluctuation. Cette tumeur s'étend presque à la ligne médiane.

Du côté droit on sent profondément dans la fosse iliaque, une tumeur mal limitée qui se perd dans l'excavation pelvienne. Ces tumeurs sont douloureuses au palper, mais non d'une façon excessive.

Au toucher. — Le col est effacé ; on ne peut trouver que son orifice ; toute la portion vaginale, est en effet noyée dans une masse dure, une sorte de gangue inflammatoire péri-utérine qui entoure complètement l'utérus et déprime tous les culs de-sac, de façon à en abaisser le niveau jusqu'à l'orifice externe du museau de tanche. On peut dire qu'on arrive par le toucher au fond d'un entonnoir aux parois très dures, dont le sommet a pour orifice le col utérin. Dans tous les culs-de-sac on perçoit au toucher une induration plus particulièrement dure à gauche et aussi en avant, de sorte que le col est un peu repoussé à droite.

La tumeur pelvienne s'abaisse en masse quand on appuie sur la portion accessible par l'abdomen. Il n'y a pas de sensation nette de fluctuation. A droite profondément on arrive à sentir par le palper bimanuel, une tumeur qu'on peut abaisser vers le doigt vaginal. La consistance en est comme ligneuse.

Examen au spéculum. — Difficile et douloureux. *Détail important : on voit très nettement s'écouler par l'orifice du col utérin, du pus* qui semble provenir de la tumeur accessible au palper à gauche. L'utérus est fort peu dévié. L'hystéromètre donne 7 centimètres.

La tumeur de gauche présente des alternatives d'augmentation et de diminution de volume très marquées et qui répondent très vraisemblablement à l'écoulement de pus par la cavité utérine.

Le 23 janvier, cette tumeur de gauche avait notablement diminué depuis le dernier examen.

Le 24. Laparotomie par M. Bouilly. La paroi incisée, on tombe sur une tumeur volumineuse située à gauche, laquelle se rompt versant une grande quantité de pus dans l'abdomen. Cette tumeur n'est autre que l'ovaire ayant acquis environ le volume du poing. Au-dessus de cette tumeur et en avant d'elle, lui adhérant très fortement, on trouve la trompe grosse comme le petit doigt, et impossible à détacher sinon par des tractions assez fortes.

Les annexes sont pédiculisées et coupées au ras de l'utérus. A droite, les annexes ne peuvent être trouvées et sont abandonnées après une courte recherche. Lavage abondant de l'abdomen à l'eau bouillie, suture avec drainage jusque dans le cul-de-sac de Douglas.

Suites opératoires très simples, sans aucune complication, le drain est retiré le deuxième jour.

Le 1er mars la malade est encore dans la salle en convalescence d'une broncho-pneumonie survenue quinze jours après l'opération, et ayant donné lieu pendant un jour à des phénomènes asphyxiques inquiétants. Le ventre ne présente plus aucune douleur, et l'écoulement par le vagin a disparu dès le premier jour de l'opération. La malade se lève depuis le 15 février et peut être considérée comme définitivement guérie.

Examen de la pièce. — La tumeur offre en avant la trompe très augmentée de volume surtout à son extrémité externe qui est obturée et dilatée ; le pavillon a disparu. En arrière de la trompe se voit l'ovaire suppuré, qui a atteint le volume d'une grosse orange et qui est réduit à l'état de coque épaisse contenant du pus. Cette poche a été déchirée sur un point et est affaissée par suite de l'issue du contenu.

Au-dessous de la trompe se voit aussi la coupe du ligament large, très augmenté d'épaisseur.

Description histologique, par M. Pilliet. — 1° Coupe de la trompe au voisinage de l'utérus. La lumière de la trompe est très réduite et en partie comblée par les végétations qui ici sont basses, arrondies en forme de choux-fleurs et différentes des végétations effilées normales. Elles sont encore tapissées par leur épithélium cubique à cils vibratiles. Le chorion présente peu de lésions.

C'est sur la tunique fibro-musculaire que portent surtout les lésions. Il existe une hypertrophie musculaire considérable. — Les fibres musculaires sur une trompe normale, forment en ce point des faisceaux feutrés à direction générale circulaire. Au-dessous du chorion, à mesure qu'on s'écarte de l'axe de la trompe, ses faisceaux s'individualisant, se redressent, en sorte que sous le péritoine on trouve des faisceaux longitudinaux ou obliques séparés les uns des autres par du tissu conjonctif.

Nous retrouvons cette disposition très exagérée dans la trompe malade et conservée dans ses principales lignes.

Les faisceaux musculaires y sont sept ou huit fois plus nombreux; chacune des fibres est plus volumineuse que dans la trompe saine et les faisceaux plus volumineux aussi. — Tout autour de ces faisceaux de fibres existent des traînées de cellules rondes, suivant les vaisseaux. Ces traînées forment souvent de véritables anneaux autour des faisceaux musculaires. Dans un très grand nombre de points elles forment des amas irréguliers assez volumineux. Ces amas cellulaires reliés entre eux par des traînées périvasculaires, forment un vaste réseau englobant le système des fibres lisses hypertrophiées. Ces lésions sont beaucoup plus marquées dans la surface péritonéale, où les vaisseaux sont dilatés et remplis de sang.

2° Coupe du ligament large au-dessous de la trompe. On voit une grande quantité de faisceaux fibrillaires sans infiltration cellulaire abondante, formant une gangue scléreuse qui englobe une quantité considérable de fibres bien dirigées dans tous les sens et très hypertrophiées. Il n'existe que des capillaires, et pas de vaisseaux volumineux.

Coupe au niveau de la base. — Même aspect. Mais *la face du ligament large adhérente à l'ovaire suppuré présente une infiltration embryonnaire abondante; l'aspect qu'elle offre est tout à fait semblable à celui d'un phlegmon chronique avec conservation et hy-*

pertrophie des fibres musculaires, et d'autre part des lésions si intenses des vaisseaux qu'elles dénotent un processus inflammatoire local d'une grande intensité.

Observation V (inédite)

Recueillie dans le service de M. Bouilly.

Salpingo-ovarite double (suppurée à droite). — Ablation par laparotomie. — Guérison.

Marie T..., 34 ans, couturière. Menstruation régulière, pas d'accouchements ni de fausses couches.

Pelvi-péritonite à l'âge de 24 ans, reste quelque temps malade, puis se remet peu à peu.

En 1887, accidents de périmétrite.

En septembre 1887, apparition d'une tuméfaction notable dans la fosse iliaque droite. Ecoulement de pus par le rectum. Depuis lors, amaigrissement, perte des forces.

Examen le 27 décembre 1887. Abdomen très douloureux, examen sous le chloroforme. On constate dans la fosse iliaque droite une tumeur du volume d'une tête de fœtus, mollasse, quasi-fluctuante, et au niveau de laquelle on constate du gargouillement.

Au toucher, col dévié à gauche ; dans le cul-de-sac vaginal droit, et dans le cul-de-sac postérieur tumeur arrondie, séparée de l'utérus par un sillon net ; on l'abaisse en pressant sur la fosse iliaque droite, et on a de la fluctuation. La tumeur se vide abondamment par le rectum et présente des changements de volume très appréciables en rapport avec l'abondance de l'écoulement rectal.

Laparotomie, le 29 décembre. En essayant de libérer la poche, elle se rompt, il s'en échappe à l'extérieur et dans le ventre du pus extrêmement fétide, Lavage abondant avec l'eau bouillie, après déchirures de quelques adhérences intestinales, on réussit à amener au dehors la masse qui est enlevée après ligature à la soie d'un pédicule près de l'utérus, puis ablation des annexes du côté gauche moins altérés. Nouveau lavage. Drainage.

L'opération fut suivie de quelques accidents, des vomissements, du hoquet, de la fièvre avec douleur de ventre survinrent ; le quatrième jour on rouvrit la plaie, il s'écoula des matières à odeur fécale avec des gaz, on fit un lavage du bassin et on plaça de nouveau un tube à drainage ; à la suite de cette intervention fort opportune, l'état redevint meilleur, il s'établit une fistule stercorale donnant issue à des matières et à des gaz.

Pendant dix jours, une fois la fistule fécale établie du 10 au 20 janvier, la malade prit par jour 1 gr. 50 de naphtol B et autant de salicylate de bismuth. A partir de ce moment l'écoulement a diminué de jour en jour, et vers le 15 janvier il était totalement supprimé. La fistule s'est rétrécie avec une rapidité extrême et ne donne plus passage depuis cette époque à aucune matière fécale. Elle est encore le siège d'un petit écoulement purulent lié, sans doute dû à la présence d'une parcelle de la poche salpingienne qui s'est déchirée pendant l'ablation et qui est restée adhérente dans l'abdomen.

La malade revue le 1er mars, est dans un excellent état, elle se lève depuis le 15 février, ne souffre plus du ventre, elle engraisse et peut être considérée comme complètement guérie.

Examen de la pièce. — *Description histologique par M. Pilliet.* — A droite, la trompe est grosse comme le pouce sur presque toute son étendue, ses parois sont très épaissies. Le pavillon est oblitéré et termine la trompe en cul-de-sac. Au-dessous de la trompe, enroulée en demi cercle, dans sa concavité, se voit la paroi revenue sur elle-même de l'abcès ovarique. Un très faible espace sépare l'ovaire de la cavité de la trompe.

Des fausses membranes fibreuses tapissent la trompe et les parois de l'abcès, reliquats d'anciennes péritonites.

A gauche, trompe moins volumineuse terminée en cul-de-sac, recourbée sur elle-même, ressemblant à une sangsue ; au-dessous d'elle se voit l'ovaire un peu augmenté de volume. Un petit kyste distendu par de la sérosité citrine, suspendu à la trompe par un long pédicule, se trouve en avant de l'ovaire.

Examen microscopique de la trompe droite par M. Pilliet. — Végétations peu élevées, larges, aplaties, anastomosées, formant des cryptes qui donnent l'aspect de glandes en tube. Les lésions portent surtout sur le chorion : la couche choriale située immédiatement au-dessous des végétations, est infiltrée d'une grande quantité de petites cellules ; au-dessous, ces petites cellules disparaissent graduellement et on se trouve en présence de cellules plus formées placées entre des faisceaux de fibres lisses très nombreux, éparpillés et feutrés dans tous les sens, très grande quantité d'artérioles dilatées dont beaucoup contiennent du sang.

Observation VI (inédite)

Due à l'obligeance de M. le Dr Bouilly, chirurgien de la Maternité.

Salpingo-ovarite double; ovarite suppurée à droite. — Ablation des annexes par la laparotomie. — Guérison.

Mme D..., âgée de 35 ans, grande, forte, de bonne constitution, réglée à 12 ans, mariée en 1872, à 21 ans, n'a jamais eu dans sa jeunesse d'autre maladie qu'une fièvre typhoïde légère. Six mois après son mariage, les règles étant toujours régulières comme à l'habitude, il se déclara une attaque de péritonite (?) que la malade attribue à une injection d'eau froide prise après le coït; cette poussée abdominale douloureuse guérit en six semaines. On peut dire que depuis cette époque la santé de cette femme ne fut jamais complètement bonne. Le ventre resta douloureux d'une manière presque constante, surtout du côté gauche qui présenta pendant longtemps et à diverses reprises les signes d'une névralgie lombo-abdominale. De temps à autre, ces douleurs subissaient de telles exacerbations que la malade devait garder le lit, et en moyenne tous les ans elle devait passer six semaines ou deux mois au lit. Dans ces crises, la douleur était le plus souvent à gauche, superficielle au point que la malade disait qu'elle avait mal à la peau du ventre et profonde également, car la marche, la voiture, les secousses de toute sorte déterminaient dans le ventre un ébranlement douloureux qui rendait tout déplacement presque impossible. Cependant, cette dame vivait à peu près de la vie commune, évitant seulement la marche, les courses, les ascensions. L'état général restait bon, la malade était grosse, grasse, fraîche, plutôt colorée excepté, au moment des périodes douloureuses où la dénutrition se produisait rapidement, où l'amaigrissement se prononçait en quelques jours, où il y avait des nausées, quelquefois des vomissements et du dégoût pour la nourriture et souvent un petit mouvement de fièvre.

Fréquemment la douleur s'irradiait jusque dans la cuisse à la jambe gauche, à la partie antéro-interne.

De temps en temps aussi il se produisait un léger gonflement douloureux au niveau du corps de la clavicule droite.

Quand les crises étaient intenses, la douleur s'étendait tout le long du rachis, dans les régions lombaires, le long des crêtes iliaques, vers le pubis.

Les règles restèrent toujours normales, apparaissant toujours à heure fixe, et coulant en quantité modérée pendant quatre jours ; une fois ou deux seulement dans tout le cours de l'affection, il y eut un retard de six semaines. Il n'y eut jamais aucun soupçon de grossesse. Jamais il ne se produisit de leucorrhée.

Dans les huit à dix jours qui précèdent les règles, les douleurs de ventre diminuent ; elles cessent au moment même de l'écoulement et jamais la malade ne se sent mieux qu'à cette époque ; au contraire, les douleurs abdominales reparaissent une dizaine de jours après la fin des règles et pendant cette semaine située à peu près entre les deux époques, il y a du dégoût, des envies de vomir et souvent un peu de fièvre ; c'est un des plus mauvais moments, même aux périodes où cette femme est relativement bien et n'est pas alitée.

Le coït n'a jamais été douloureux et ne réveille pas les douleurs d'une manière sensible.

Les choses restèrent en cet état depuis 1873 jusqu'au milieu de 1886. La malade fut soumise à des traitements et à des diagnostics variés, sans en éprouver de notables soulagements ; la nature exacte de son affection ne fut jamais soupçonnée.

En février 1886, l'affection revêtit un caractère aigu ; de violentes douleurs se déclarèrent dans tout l'abdomen, mais surtout à droite, avec l'exagération des douleurs à distance dans les membres inférieurs, le dos, la région lombaire, la peau du ventre, la région pubienne ; une fièvre intense se déclara, avec nausées, vomissements peu fréquents, perte complète de l'appétit, difficulté des garde-robes, etc. Les choses restèrent en l'état jusqu'au mois d'août (27), où je fus appelé à voir la malade avec notre collègue, M. le Dr Rendu, médecin des hôpitaux.

Une collection purulente importante fut constatée dans la fosse iliaque droite et incisée au-dessus de l'arcade crurale le 3 septembre, avec le chloroforme. Il s'écoula environ un demi-litre de pus bien lié et un drain fut enfoncé vers le petit bassin dans une étendue d'environ 12 à 15 centimètres.

Un bien-être local et général suivit rapidement cette opération et au bout d'un mois la malade était en état de se rendre à la campagne, aux environs de Paris, avec un drain d'environ 8 centimètres, dans son trajet purulent qui ne fournissait que très peu de suppuration. Celle-ci fut complètement tarie au bout de deux mois et à l'ouverture succéda une cicatrice solide.

L'état général qui s'était rapidement remonté en septembre et octobre commence à être moins bon vers novembre, en même temps que revenaient des douleurs dans l'abdomen, tantôt à droite, tantôt à gauche, avec les indications ordinaires, et que l'appétit allait toujours diminuant. Chaque soir la température remontait à 38° ou 38°,5. Malgré un repos prolongé au lit pendant tout le mois de décembre, les douleurs persistèrent et la dénutrition générale ne cessa pas de faire des progrès.

L'abdomen était toujours sensible soit à la pression, soit spontanément sur les bords de l'utérus ; la cicatrice de l'abcès restant fermée et solide.

Le toucher vaginal qui ne donnait aucun renseignement dans le moment de l'abcès de la fosse iliaque droite (septembre 1886) devint en décembre avec la reprise des douleurs, beaucoup plus instructif : il fait reconnaître un col petit pointu, tout à fait sain, porté à gauche, un corps utérin petit, placé en antéversion, mobile sans aucune douleur. Le cul-de-sac vaginal gauche est libre et tout à fait indolent ; dans le cul-de-sac droit le doigt rencontre à droite et un peu en arrière une masse dure, douloureuse, qui remplit en partie le cul-de-sac sans le réprimer. Cette masse dure se continue en dehors et en haut sans qu'on puisse exactement en suivre les limites. Son bord gauche est séparé par un petit sillon de l'utérus qui semble se mouvoir indépendamment de cette tuméfaction. La muqueuse vaginale glisse sur cette masse à laquelle elle n'adhère pas ; dans le cul-de-sac droit, on perçoit un gros battement artériel.

Par la palpation hypogastrique, on sent une tuméfaction diffuse, située à droite de la ligne médiane et très près de cette ligne en remontant à un travers de doigt environ au-dessous de l'ombilic. Par le toucher vaginal et la palpation abdominale combinés, on saisit toute la tuméfaction entre le doigt vaginal et la main hypogastrique, sans éprouver de vraie fluctuation ; il n'y a qu'une certaine élasticité dans la masse. Ces diverses explorations sont très douloureuses. Le toucher rectal fournit les mêmes résultats.

A partir de cette époque, je n'eus plus aucun doute sur la nature de l'affection et je pus formuler le diagnostic d'*inflammation chronique des annexes de l'utérus*, avec suppuration probable soit dans la trompe, soit dans l'ovaire. L'abcès du mois de septembre dernier n'avait été qu'une des conséquences de cette salpingo-ovarite et n'avait été autre chose qu'une péritonite suppurée et localisée du petit bassin développée autour des annexes malades.

Mon collègue Terrillon qui vit la malade avec moi formula le même diagnostic et conclut, comme moi, à la nécessité de l'ablation des annexes.

Opération le 5 janvier 1887, en présence des docteurs Rendu et Labrie et avec l'assistance de M. Terrillon.

Incision de 8 cent., sur la ligne médiane. La paroi abdominale est épaisse et résistante, la malade n'ayant jamais eu de grossesse. Je perçois de suite derrière l'utérus et à droite une masse du volume d'une orange, enclavée et fixée dans le bassin,

Peu à peu, en coupant et en déchirant des adhérences, par grattage et décortication avec les doigts, on amène à l'extérieur un ovaire gros comme une mandarine, couleur lie de vin, bosselé, irrégulier, et une trompe du volume du petit doigt, flexueuse et contournée.

Tout autour de ces organes flottent de petits lambeaux de péritoine enflammé et déchiré au niveau de leurs adhérences. Un fort fil de soie double est mis sur le pédicule au niveau du bord droit de l'utérus et les annexes sont retranchées d'un coup de ciseaux.

La même opération est immédiatement répétée du côté gauche ; les adhérences de ce côté sont très solides et les organes sont difficiles à fixer et à amener au dehors. Néanmoins, la totalité peut être enlevée après pédiculisation sur le bord gauche de l'utérus et suturé avec un fil de soie double.

L'opération a duré 45 minutes, suture de la paroi et pansement compris. L'abdomen a été à plusieurs reprises lavé à l'eau bouillie et un dernier lavage est effectué avant la fermeture, jusqu'au retour d'une eau parfaitement limpide.

Les suites ne furent troublées par aucun accident ; les règles firent leur apparition le 8, en avance de 8 jours; la température maximum du soir ne fut que de 38°,5.

Ablation des sutures le 12 ; réunion complète par première intention. Le ventre est souple, indolent, sans aucun ballonnement. Le 18, ouverture d'un petit abcès au bas de la ligne de réunion après trois jours de malaise et de température vespérale de 38°,5 à 39° ; le 22 ouverture d'une petite collection au-dessous du pubis et dans les jours suivants suppuration du point d'entrée des deux fils de suture. A partir de ce moment, la température ne s'élève plus jamais au-dessus de 37°,5 le soir.

La malade se lève le 12 février, cinq semaines après l'opération.

Suites éloignées. — Le bénéfice immédiat et définitif de l'opération fut long à obtenir ; l'état général se releva très rapidement, l'appétit redevint bon, l'engraissement se manifesta d'une manière presque exagérée ; avant l'opération en décembre 1886, le poids était de 63 k. 510; au 26 avril il était de 75 k. 300. Ce dernier poids étant celui de la malade dans ses périodes de bonne santé. Actuellement (janvier 1888) il dépasse 85 kil.

Mais l'abdomen resta longtemps douloureux, avec une sensibilité qui rappelait beaucoup les douleurs préexistantes à l'opération, douleurs siégeant dans les deux côtés de l'abdomen, irradiées aux reins, au dos, aux cuisses, s'accompagnant d'une sensation de fatigue générale, exagérée par la marche et la station debout, réveillées par la pression sur les côtés de l'utérus.

Au toucher, à plusieurs reprises je constatai dans les culs-de-sac soit à gauche, soit à droite, une induration qui semblait siéger à la base du ligament large et sous laquelle le doigt sentait un battement artériel. Cette induration était très variable dans son apparition et son volume, diminuant rapidement en quelques jours pour reparaître et augmenter quelques jours plus tard. *Les règles n'ont jamais disparu ;* leur apparition se fait dans le mois avec une régularité parfaite, en petite quantité, pendant quatre jours, comme avant l'opération.

Pendant leur durée et quelques jours avant, les douleurs abdominales disparaissent, pour se manifester à nouveau dix jours plus tard.

La malade a passé un mois aux eaux de Plombières en juillet ; elle a été à la campagne en août et septembre ; pendant toute cette longue période, c'est-à-dire pendant huit ou neuf mois après son opération, elle a toujours souffert plus ou moins de son abdomen, tout en ayant subi dans sa santé une excessive amélioration. Depuis trois mois, les douleurs ont été toujours en s'atténuant et aujourd'hui la malade a repris la vie commune, avec certains ménagements pour la fatigue. Il serait impossible de se douter en voyant cette femme grosse, fraîche et gaie, qu'elle a eu successivement une péritonite suppurée, localisée il est vrai, et une salpingo-ovarite double, suppurée à droite et qui n'était justiciable que de la laparotomie.

Les pièces anatomiques ont été présentées à la Société de chirurgie le jour même de l'opération, le 3 janvier 1887.

A droite, l'ovaire gros comme une mandarine est transformé en une série de poches purulentes variant du volume d'une noix à celui d'un pois et contenant du pus phlegmoneux ou du pus concrété, comme caséeux. A la coupe, dans son ensemble il ressemblait à certains testicules infiltrés de tubercules à divers degrés de ramollissement. L'examen microscopique n'y montre aucune trace d'éléments tuberculeux. La trompe, grosse comme le petit doigt, bosselée, irrégulière, adhérente à l'ovaire, contient du pus dans son canal, ses parois sont très hypertrophiées. L'ensemble des annexes est recouvert de petits fragments de péritoine et de fausses membranes péritonéales qui ont été déchirés pendant l'extirpation.

A gauche, l'ovaire n'est pas suppuré ; il est gros, présente de nombreux kystes dont l'un s'est ouvert dans l'abdomen pendant l'opération ; son tissu est très vascularisé, d'apparence spongieuse ; il est intimement adhérent à la trompe. Celle-ci est également augmentée de volume, aussi grosse qu'à droite, contournée sur elle-même et à la pression on fait sourdre du muco-pus au niveau du point où a porté la section.

Observation VII (inédite)

Recueillie dans le service de M. Bouilly.

Salpingite chronique double. — Dégénérescence kystique de deux ovaires. — Ablation par la laparatomie. — Guérison.

Mme J. P..., couturière, âgée de 32 ans, entrée à la Maternité, le 7 août 1887 ; femme grande, pâle, à l'air souffrant.

A 12 ans, elle eut un abcès froid du cou dont on voit encore les traces ; les règles apparaissent à 13 ans 1/2 et se reproduisent tous les mois, pendant 4 à 5 jours avec régularité, en s'accompagnant de violentes douleurs qui nécessitent le repos au lit et l'application de cataplasmes. Mariée à 15 ans et trois mois, cette femme fait une fausse couche de 3 mois 1/2 à 16 ans, une deuxième grossesse terminée par un accouchement à terme d'un fœtus macéré, et compliqué d'éclampsie, une troisième grossesse normale à 18 ans, terminée par un accouchement à terme d'un enfant vivant. Depuis cette époque, il n'y a pas eu de nouvelle grossesse.

Après le troisième accouchement, la malade aurait été soignée à Bordeaux par le Dr Ginhac, pour une ovarite ; à 24 ans, elle commence à éprouver quelques douleurs dans les côtés pour lesquelles on lui prescrit une ceinture hypogastrique. A 29 ans, elle garde le lit pendant deux mois pour un phlegmon (?) du côté gauche de l'abdomen qui se termine par résolution et ne guérit qu'au bout de 4 mois après de graves péripéties. Depuis ces deux dernières années, elle est soignée à la Pitié pour une hypertrophie du col. Elle a quelques pertes blanches, des douleurs assez vives dans le ventre, encore plus vives dans les reins ; ces douleurs sont plus augmentées par la station que par la marche. En 1886, elle est obligée de garder le lit pendant huit jours à cause de douleurs abdominales qui ressemblent à celles de l'ancien phlegmon.

Au moment de l'entrée, les grandes fonctions s'accentuent d'une façon normale, tous les phénomènes sont localisés dans l'abdomen.

L'état général n'est pas mauvais ; l'embonpoint est assez prononcé.

Au palper, on trouve *à gauche* une tumeur qui part du bord supérieur du pubis à un travers de doigt à gauche de la ligne médiane. Cette tumeur remonte obliquement en haut et à gauche jusqu'au niveau de l'ombilic dont elle reste éloignée de trois travers de doigt ; puis elle redescend pour passer à trois doigts de l'épine iliaque antéro-supérieure et repousse le pubis. La surface est régulière ; la consistance est ferme, sans fluctuation ; la mobilité est douteuse. A la percussion des anses intestinales paraissent interposées en avant de la tumeur.

A droite, la palpation abdominale ne révèle rien.

Au toucher, le col est situé sur la ligne médiane ; il est largement déchiré en travers ; la lèvre antérieure est hypertrophiée, la lèvre postérieure ne fait pas de saillie et se continue avec une tuméfaction siégeant dans le cul-de-sac postérieur. Le cul-de-sac gauche est libre. Le cul-de-sac droit est rempli surtout en arrière par une tumeur régulière, arrondie, convexe en bas, molasse. En combinant la palpation hypogastrique au toucher, on déprime dans le cul-de-sac une tumeur qui dépasse de deux travers de doigt le bord supérieur du pubis.

Quand on presse à travers la paroi, sur la tumeur gauche, les mouvements se transmettent un peu au col de l'utérus qui se déplace en sens inverse.

Le cathétérisme indique 7 centimètres de cavité utérine.

Diagnostic. — Affection chronique des annexes ; soit kyste ovarique double, de petit volume, soit salpingite avec dégénérescence kystique des ovaires. A gauche, la tumeur a gagné en hauteur et s'est développée dans le grand bassin ; à droite, elle s'est abaissée et est venue remplir le cul-de-sac postérieur.

24 avril. La malade a ses règles avec beaucoup de douleur ; le 25 et le 26, la température monte le soir à 38°,2 et 38°,4 pour revenir le 27 à la normale.

Opération, 3 mai 1887. — Laparatomie médiane. — Ablation successive d'un kyste ovarique à gauche, gros comme une tête de fœtus à terme et d'une trompe passant au devant de cette tumeur et ayant le volume du pouce, dilatée par du muco-pus.

Le décollement des parties est laborieux ; le kyste se rompt et verse en partie son contenu dans l'abdomen.

Même opération à droite ; les parties kystiques sont moins volumineuses ; la trompe a le même aspect qu'à gauche.

Les deux pédicules sont liés avec un double fil de soie phéniquée. Lavages répétés à l'eau bouillie.

Suture de la paroi abdominale, sans drainage. Pansement compressif. Suites simples : la plus haute températurs est de 38°,3 le soir du troisième jour, le pouls est à 116.

Apparition d'un écoulement sanguin par le vagin le deuxième jour.

Légère stomatite incoercible dans les jours suivants :

9 mai. Ablation des fils. État général excellent.

Le 16. Légère suppuration au niveau du point du suture inférieure.

Les 20, 21, 22. Douleur assez vive dans le ventre, temp. à 40°,2 deux jours de suite le soir. Le 22, deux épistaxis abondantes. L'examen ne révèle aucune cause à cette fièvre. Il n'est possible de l'attribuer qu'à une poussée congestive abdominale correspondant à l'époque régulière des règles qui cette fois font défaut.

Dans la fin de mai, il se produisit une poussée hémorrhoïdaire très douloureuse.

19 juin. La malade sort en bonne santé.

Revue en octobre, santé générale excellente ; aucune douleur de ventre.

Les culs-de-sac sont libres et indolents comme s'ils n'avaient jamais rien contenu ; le ventre est souple et sans aucune sensibilité. Le 12 octobre, léger écoulement sanguin par la partie inférieure de la cicatrice.

31 octobre. Apparition de règles peu abondantes pendant trois jours.

Au commencement de décembre, hémorrhagie de seins assez abondante pendant trois jours, arrêtée par le repos et les injections chaudes.

La malade est revue en janvier et février 1888 ; elle est en parfait état de santé, se livre depuis longtemps à ses occupations et a retrouvé un état de bien-être qu'elle ne connaissait plus depuis de longues années.

Examen des pièces. — A droite, les pièces comprennent une série de kystes du volume environ du poing accolés les uns aux autres et au devant desquels passe la trompe. Celle-ci ne présente pas de pavillon : elle a 3 cent. environ dans son plus grand diamètre, 2 à 2 1/2 dans son petit. Les parois sont hypertrophiées et le niveau de la section a la forme d'un cercle de 8 millimètres à 1 centimètre de diamètre. De sa cavité s'écoule par l'orifice au niveau de la section, un liquide épais, poisseux de couleur brun jaunâtre, qui s'écoule comme la couleur des tubes de plomb des peintres.

A gauche, les lésions de la trompe sont exactement les mêmes ; le kyste est repoussé par des lambeaux de membrane déchirés. On ne retrouve rien nulle part qui ressemble au tissu de l'ovaire. — Examen microscopique par M. Achard.

Les coupes de la trompe montrent un revêtement incomplet d'épithéliome vibratile. Le tissu conjonctif sous-jacent est infiltré d'une grande quantité d'éléments embryonnaires. Cette infiltration embryonnaire existe aussi en des points éloignés de la lumière du conduit, dans le tissu conjonctif interposé aux faisceaux de fibres musculaires lisses qui constituent les parois de la trompe. Par place, il y a des îlots d'éléments embryonnaires représentant de véritables abcès miliaires. Les vaisseaux de ces parois sont épaissis et enflammés. On remarque sur les coupes la section de quelques conduits revêtus d'épithéliome cylindrique (vestiges du parovarium ?).

La paroi kystique est formée de tissu embryonnaire comme une paroi d'abcès ; on trouve à sa surface, adhérent en quelques points, un détritus fibrineux contenant des globules de pus. De la paroi se détachent des végétations saillantes qui ont la structure de bourgeons charnus. Il y a dans cette paroi kystique des vaisseaux jeunes en grande abondance.

Observation VIII (inédite)

Recueillie dans le service de M. Bouilly.

Phénomènes de pelvi-péritonite chronique; prolapsus de l'ovaire droit. — Ablation des annexes des deux côtés par la laparotomie. — Guérison.

R..., 27 ans, fleuriste ; femme petite, mais bien prise. Réglée à 13 ans. Toutes les trois semaines avec des douleurs vives nécessitant le repos au lit ; flueurs blanches dans l'intervalle.

Mariée à 19 ans ; deux grossesses, l'une, il y a six ans et demi, la deuxième il y a quatre ans trois mois.

Douleurs très vives dans le ventre pendant ces deux grossesses.

A la suite du premier accouchement, douleurs dans l'abdomen qui n'ont jamais cessé et ont été toujours en s'aggravant, nécessitant de fréquents séjours au lit.

Exagération des douleurs après le deuxième accouchement.

Soignée à Cochin depuis le 25 septembre 1886 jusqu'à la fin de l'année pour des phénomènes de phlegmon abdominal.

Elle entre à la Maternité en février 1887. On constate à ce moment une large déchirure du col avec ectropion de la muqueuse et ulcération ; l'utérus est gros et sensible.

Le ventre est très douloureux à la pression des deux côtés de l'hypogastre ; le toucher fait sentir dans le cul-de-sac droit un ovaire prolabé extrêmement sensible.

La métrite est soignée sans succès pendant les mois de février et mars ; la malade souffre toujours, maigrit, pâlit, ne peut quitter le décubitus dorsal. Son état général étant trop mauvais, elle est engagée à quitter consécutivement l'hôpital dans le courant de mars. Elle y rentre le 9 mai, toujours souffrante.

Les douleurs persistent dans l'abdomen et les reins et exigent le repos absolu au lit ; les règles apparaissent le 15 mai en petite quantité avec des douleurs tellement vives qu'il faut à plusieurs reprises faire des piqûres de morphine.

La palpation ne fait rien sentir et n'indique qu'une douleur profonde ; le toucher fait retrouver dans le cul-de-sac postérieur, à droite, la tumeur excessivement douloureuse que l'on juge en l'ovaire droit. Cet ovaire est fixe en ce point et ne se laisse déplacer ni par la pression ni par les diverses attitudes que l'on fait prendre à la malade. Il est sensiblement augmenté de volume, séparé de l'utérus par un sillon ; l'utérus est repoussé vers la gauche. Le cul-de-sac gauche est libre.

Le col est volumineux, abaissé. Il y a une déchirure étendue du vagin et du périnée, datant du premier accouchement.

9 juin. — *Opération.* — Laparotomie médiane. Ablation des annexes droites ; l'ovaire est kystique gros comme une mandarine ; il est prolabé et adhérent vers le cul-de-sac postérieur. On ne peut avoir les annexes qu'en déchirant des membranes péritéonales assez résistantes qui flottent autour des poches enlevées.

La trompe est peu augmentée de volume ; elle est extrêmement adhérente à l'ovaire.

A gauche, les annexes sont de même enlevées ; l'ovaire est parsemé de petits kystes. La trompe est peu volumineuse.

L'examen des trompes fait par le professeur Cornil y démontra la lésion de la salpingite catarrhale végétante.

A mon sens, les douleurs étaient dues surtout à la péritonite chronique adhésive développée autour des annexes malades et déplacées.

Suites simples ; maximum de la température le deuxième soir = 38°,2.

Léger écoulement sanguin par le vagin le deuxième jour dans la nuit, jusqu'au 14 juin, c'est-à-dire pendant quatre jours.

16 juin. Ablation des fils; suppuration de deux points de suture.

5 juillet. Se lève pour la première fois.

Le 16. Sort en très bonne santé.

Cette malade est revenue nous voir bien des fois et tout récemment.

Février 1888. Elle est en parfait état, n'a plus jamais souffert du ventre et mène une existence tout à fait différente.

Les culs-de-sacs sont absolument libres, souples et indolents; le ventre est sans aucune sensibilité. Les règles n'ont jamais reparu.

Observation IX (inédite)

Recueillie dans le service de M. Bouilly.

Affection des annexes; salpingo-ovarite double, avec prolapsus de l'ovaire fixé dans le cul-de-sac postérieur droit. — Ablation par laparotomie.

V. Erte..., 28 ans, entrée à la Maternité le 15 novembre 1887.

Réglée à 13 ans 1/2 ; depuis 15 ans règles normales toutes les cinq semaines, peu abondantes.

Trois grossesses, la première, il y a neuf ans, la deuxième il y a six ans. Après le troisième accouchement, douleurs violentes dans le ventre et séjour d'un mois dans le lit. Depuis cette époque, douleurs continuelles dans le ventre, surtout exaspérées le premier jour des règles et revenant trois ou quatre jours après que celles-ci ont passé.

Depuis trois ans, la malade reste la plupart du temps au lit ; la vie lui est devenue intolérable.

Il n'y a jamais eu de phénomènes de péritonite aiguë.

Il y a un écoulement leucorrhéique abondant pendant les crises douloureuses.

Les douleurs siègent surtout à gauche depuis longtemps ; ce n'est que récemment qu'elles ont envahi le côté droit. Elles occupent aussi les reins; reviennent dans le bas-ventre sous forme d'élancements ou de douleurs comme dans l'accouchement.

Amaigrissement, perte des forces ; tristesse, découragement.

La palpation n'indique que de la douleur surtout à gauche. Au toucher, col utérin gros, déchiré transversalement ; corps en antéflexion, très mobile.

Dans le cul-de-sac latéral droit, tumeur du volume d'une petite pomme, mobile, qu'on peut abaisser par la pression hypogastrique. Cette tumeur est séparée de l'utérus par un sillon très appréciable. Par le toucher combiné, on sent au devant de cette tumeur deux cordons cylindriformes qui ont le volume de la trompe et du ligament rond du côté droit. La tumeur principale est très douloureuse au toucher.

Dans le cul-de-sac gauche, tumeur plus volumineuse, immobile, adhérente de tous côtés aux organes voisins ; au dedans continue avec le bord gauche de l'utérus ; léger sillon seulement à la poche intérieure ; en dehors accolée à la paroi du bassin ; en arrière elle se continue avec une tumeur qui remplit le cul-de-sac postérieur. En haut, elle se dirige obliquement à gauche et s'ouvre profondément à peu de distance d'un plan qui passerait horizontalement par l'épine iliaque antéro-supérieure gauche.

Dans le cul-de-sac postérieur, on trouve une tumeur irrégulière, mollasse, paraissant formée de plusieurs parties : une partie est au-dessus du cul-de-sac vaginal, une autre penche dans le cul-de-sac de Douglas. On distingue dans cette tuméfaction un cordon gros comme le petit doigt, dirigé transversalement, replié sur lui-même et qui donne l'idée d'une trompe dilatée. La portion qui est dans le cul-de-sac de Douglas est plus molle et plus régulière ; elle descend à deux degrés au-dessus du col de l'utérus.

Mêmes sensations par le toucher rectal. Ces tumeurs sont fixes et ne peuvent être déplacées.

24 novembre 1887. *Opération.* — Laparatomie médiane. Incision de six degrés. Ablation facile des annexes droites dont les adhérences sont peu solides.

Le pédicule est sectionné au ras de l'utérus trop près du fil et il se produit une petite hémorrhagie. Ce pédicule est de nouveau saisi et trois fils sont posés sur les vaisseaux qui saignent.

A gauche, l'ablation est beaucoup plus difficile ; la masse salpingo-ovarienne est intimement adhérente à l'S iliaque et à ses franges épiploïques ; les adhérences doivent être décollées et relevées lentement avec les doigts. Ces adhérences formaient dans leur ensemble la tuméfaction qu'on sentait par le toucher vaginal dans les culs-de-sac gauche et postérieur et donnaient l'idée d'une tumeur beaucoup plus volumineuse.

Examen des pièces. — A gauche, l'ovaire est volumineux comme un œuf de poule, à surface irrégulière, bosselée, avec des kystes dans son intérieur. La trompe est du volume du petit doigt au niveau du pavillon, d'une grosse plume dans le corps ; elle est repliée sur elle-même ; dans toute son étendue, elle est intimement adhérente à l'ovaire, surtout au niveau du pavillon qui est tout à fait oblitéré et appliqué à l'extrémité externe de l'ovaire.

A droite, les organes sont moins volumineux ; la trompe est également oblitérée ; elle n'est que peu dilatée.

Suites du péritoine d'une simplicité extrême. Accroissement de la température le deuxième et le troisième jour, au soir : 37°,8.

Réunion par première intention.

Apparition des règles, troisième jour après l'opération.

14 décembre. Se lève pour la première fois, vingt jours après la laparotomie.

Le 21. Exeat, très bon état. Les culs-de-sac sont absolument libres et indolents.

Le 18. La malade a eu une attaque d'hystérie, répétée le 19 avec sensation de boule et d'étouffement.

Cette malade revue dernièrement (janvier 1888) est en parfait état ; elle n'a plus que des douleurs abdominales très vagues ; elle est seulement tourmentée par des bouffées de chaleur et une constipation tenace.

Observation X (inédite)

Communiquée par M. le Dr Quénu.

Tubo-ovarite avec péritonite simulant un phlegmon du ligament large.

Jeune femme de 25 ans. Deuxième accouchement au mois de septembre 1887. Quinze jours après est prise de douleurs siégeant dans la fosse iliaque gauche, et d'accès de fièvre ; chaque soir température entre 38°,5 et 39°,8. Quelquefois le matin apyrexie.

Je suis appelé pour la voir au commencement du mois de novembre, Je trouve une jeune femme pâle, amaigrie, épuisée par des sueurs continuelles, et par des alternatives de diarrhée et de constipation.

Examen de l'abdomen. — Le ventre est légèrement ballonné, à gauche, au-dessus du tiers interne du ligament de Fallope et débordant l'épine du pubis en dedans, on trouve une tumeur *en plaque*, dure, douloureuse, s'élevant à quatre ou cinq travers de doigt au-dessus de l'arcade.

Toucher vaginal. — Le cul-de-sac gauche est effacé et rempli par une tumeur douloureuse qui se continue avec la tumeur perçue par le palper abdominal.

Je me décide à intervenir. La malade est chloroformisée. Je pratique une incision à deux centimètres au-dessus de l'arcade et parallèle à celle-ci et incisant couche par couche, je traverse le fascia transversalis et arrive sous le péritoine sans trouver aucune collection purulente ; mon doigt décolle le péritoine sans rien trouver ; alors pratiquant le toucher vaginal je constate qu'il n'existe entre mes deux index que l'épaisseur de la paroi vaginale. Il n'existe donc rien dans les couches sous-péritonéales. Saisissant alors le péritoine avec deux pinces à disséquer je le déchire. Aussitôt s'écoule environ une cuillerée à soupe de pus et j'arrive dans une petite poche pouvant contenir un œuf de poule, et au fond de laquelle se trouve le pavillon de la trompe très reconnaissable avec ses franges, et présentant peu d'altération. Immédiatement au-dessous je trouve une autre petite cavité distincte de la précédente, contenant l'ovaire entouré d'environ 20 grammes de pus. Je pratique un lavage antiseptique de la cavité et je place un drain.

La température tombe le soir même, et depuis n'a jamais dépassé 37°. Les douleurs disparaissent, l'amélioration est rapide. Je revois la malade au mois de décembre, elle est guérie ; il persiste encore une légère induration absolument indolore.

Observation XI

Due à l'obligeance de M. le Dr Routier, chirurgien des hôpitaux.

Pyo-salpingite chronique. — Colique salpingienne. — Ecoulement de pus par l'utérus (pyo-métrorrhée. — Laparotomie. — Guérison.

Marie A..., 28 ans, réglée à 14 ans. Dysménorrhée, douleurs violentes au moment des règles, caillots volumineux. Se marie à 22 ans, un an après accouchement très laborieux, abcès des seins ; trois mois après l'accouchement, douleurs abdominales, pertes blanches, à chaque période menstruelle violente crises de douleurs après lesquelles écoulement blanc jaunâtre. On pouvait sentir une induration, une tuméfaction dans le flanc.

En 1885, crises menstruelles des plus violentes à la suite desquelles issue de pus par le vagin.

En 1886, crises semblables aux premières.

En 1887, on trouve une résistance marquée dans le flanc droit, il existe de violentes douleurs abdominales. L'utérus est un peu mobile, le cul-de-sac gauche est libre, à droite on perçoit une tuméfaction faisant corps avec l'utérus et remuant avec lui ; du pus s'écoule en grande quantité par l'orifice utérin.

La malade entre à la Salpêtrière ; on ne trouve plus ni écoulement purulent, ni tumeur ; elle rentre chez elle.

20 juillet. La malade revient à l'hôpital, on voit de nouveau du pus sortir par l'orifice utérin.

Le 26. Laparotomie. Extirpation des ovaires et des trompes. A droite, abcès tubo-ovarien ; à gauche, kyste formé par trompe dilatée, contenant liquide épais brunâtre.

Drainage pendant quarante-huit heures.
Guérison complète et revue deux mois après.

OBSERVATION XII

Due à l'obligeance de M. le Dr ROUTIER, chirurgien des hôpitaux.

Pyo-salpingite chronique double. — Écoulement de pus par l'utérus.

Alice B..., 28 ans.

Avortement il y a trois ans. A toujours souffert depuis. Règles irrégulières. Douleurs très vives depuis trois mois. Utérus gros, mobile. Culs-de-sac empâtés.

Examen au spéculum. — Du pus s'échappe par l'utérus. Tuméfaction bilatérale.

Laparotomie. Les trompes sont dilatées, les ovaires adhérents dans le fond de l'espace de Douglas. Décortication facile. Ablation des deux ovaires et des deux trompes. On trouve du pus dans la trompe droite. Pas de drainage. Mort par péritonite.

OBSERVATION XIII (PERSONNELLE)

Examen histologique par le Dr MARFAN.

Fibromyome utérin. — Pyo-salpingite double.

Eugénie L..., 52 ans.

Hystérectomie abdominale pour de volumineux fibromes développés au niveau du fond de l'utérus, masse grosse comme tête de fœtus, adhérente dans le bassin. De chaque côté se voient les trompes semblables à deux saucisses jaunâtres, arrondies, contournées, remplies de liquide louche.

La droite surtout est volumineuse, son infundibulum est gros comme un œuf, puis elle s'amincit vers l'angle utérin et présente là sa grosseur normale. Au-dessous d'elle, on trouve une poche grosse comme une petite mandarine, remplie de pus.

EXAMEN HISTOLOGIQUE PAR LE Dr MARFAN. — Il nous a été remis deux pièces que nous avons fait durcir dans l'alcool : 1° une trompe enflammée, en forme de saucisse ; 2° un fragment d'une paroi très épaisse de poche purulente qu'on supposait être l'ovaire.

1° Les coupes de la trompe nous ont montré les lésions suivantes : le calibre est rempli par des végétations épaisses, qui revêtent des formes diverses. Il en est qui sont assez petites et qui se terminent par une extrémité légèrement renflée : d'autres sont beaucoup plus longues, et il est digne de remarque que ces végétations longues et minces ont une tendance manifeste à se replier et à venir par leur extrémité libre se mettre en contact avec la paroi interne de la trompe, en sorte que dans certains points elles forment une véritable arcade : parfois même il y a fusion de deux végétations par leur sommet : il y a alors une sorte d'anastomose : il en résulte des lacunes bordées d'épithélium cylindrique qui ont une apparence glandulaire.

Ces végétations ordinairement recouvertes d'épithélium cylindrique, sont formées presque exclusivement de cellules embryonnaires renfermant très peu de lacunes vasculaires.

La paroi fibro-musculaire de la trompe est très épaissie : elle est remplie de vaisseaux dilatés, les artères sont pour la plupart atteintes d'une périartérite et d'une endartérite extrêmement marquées. Çà et là il existe des traînées de cellules embryonnaires.

2° La paroi de la poche purulente est formée d'un tissu composé en grande partie de cellules embryonnaires et de cellules fusiformes ; il y aussi quelques fibres musculaires ; mais l'élément le plus remarquable est représenté par des vaisseaux hélicoïdes très nombreux et dont les parois ont subi une sorte de dégénérescence vitreuse. Nous n'avons pu découvrir de follicules de de Graaf ; il n'est donc pas absolument certain que cette poche purulente représente l'ovaire, mais la chose paraît très vraisemblable.

Les recherches bactériologiques faites dans les deux pièces pour découvrir les gonocoques et les microbes de la suppuration sont restées infructueuses.

Observation XIV (personnelle)

Salpingo-ovarite aiguë, après avortement. — Colique salpingienne type. — Écoulement purulent. — Crises hystériques. — Contractures.

Catherine D..., 24 ans, hystérique ; menstruation à 18 ans, régulière, peu abondante ; à 23 ans 1/2 grossesse, avorte à quatre mois, reste pendant quinze jours au lit, mais sans aucune précaution antiseptique, ni soins de propreté, pas d'injections vaginales.

L'avortement a eu lieu le 28 septembre, depuis, les règles n'ont pas reparu. Au milieu du mois de novembre surviennent des douleurs vives dans le côté gauche du ventre. Ces douleurs reviennent d'une façon assez régulière, sous forme de paroxysmes, le soir vers huit heures, le matin vers cinq heures. La malade les compare à *des coliques*, elles durent pendant deux ou trois heures, donnant lieu à des pesanteurs dans le fondement, à des envies de déféquer, puis elles disparaissent spontanément, reparaissant à l'heure habituelle. Elles sont réveillées par le mouvement, par la toux, par la marche. Il existe en outre une constipation opiniâtre.

Depuis trois jours, la malade s'est aperçue qu'il existe un écoulement de matière jaunâtre par le vagin au moment des paroxysmes douloureux, cet écoulement n'existe pas dans l'intervalle des douleurs.

La malade ne souffre pas en urinant. Elle entre à l'Hôtel-Dieu le 11 janvier 1888.

L'abdomen n'est pas augmenté de volume, et à la palpation on ne trouve aucune tumeur. Mais la pression au-dessus de l'arcade de Fallope, du côté gauche, détermine une vive douleur.

Par le toucher vaginal, on trouve l'utérus peu volumineux, et porté légèrement en avant. Le cul-de-sac vaginal droit est libre, le cul-de-sac gauche est très douloureux, la moindre pression fait pousser des cris à la malade, on y sent en un point limité à gauche et en arrière de l'utérus une tuméfaction du volume d'un œuf de poule environ, qu'on perçoit mieux encore en combinant le palper abdominal au toucher vaginal.

Le toucher rectal est très douloureux, il permet de reconnaître à environ 10 centimètres au-dessus de l'anus, en avant et à gauche, sur le bord correspondant de l'utérus, une tumeur grosse comme une mandarine, douloureuse, chaude, rénitente. Elle fait une très forte saillie dans le rectum dont elle efface presque la lumière ; aussi la constipation est absolue.

Le 13 au soir, la malade est prise vers huit heures d'une crise de douleurs extrêmement intenses ; douleurs siégeant dans la fosse iliaque gauche, avec irradiations dans l'hypochondre ; la malade pousse des cris, pleure, s'agite sans cesse et dit souffrir d'une manière atroce, à la suite attaque hystériforme, mouvements spasmodiques des membres supérieurs. Le lendemain matin il existe de la contraction du bras droit (la malade étant d'ailleurs hémianesthésique et manifestement hystérique, mais n'avait jamais eu de crise analogue. Celle-ci a paru déterminée par la douleur si vive du côté de la trompe et de l'ovaire. Ce fut l'opinion de M. le Dr Mesnet, médecin de l'Hôtel-Dieu, dont la compétence est si grande en pareille matière, et qui eut l'extrême bonté de voir cette malade avec nous).

Le 15. Toute contracture a disparu, la malade se trouve beaucoup mieux.

A midi elle est prise d'une colique très forte à l'hypogastre et au bout d'un quart d'heure je constate l'issue par le col utérin d'une cuillerée à bouche de pus mélangé de sang. La douleur disparaît. L'écoulement ne continue pas. Je pratique le toucher vaginal. La douleur est toujours vive, mais la tumeur à beaucoup diminué.

Les jours suivants la malade très améliorée demande à sortir.

Observation XV (personnelle)

Salpingo-ovarite chronique. — Colique salpingienne. — Ecoulement purulent par l'utérus.

Denise G..., 34 ans, domestique. Menstruation établie à 15 ans, les règles étaient régulières et abondantes, chaque période menstruelle durait environ huit jours. Se marie à 23 ans et devient enceinte. Couches à terme faciles. A la suite a toujours souffert du ventre, à plusieurs reprises attaques de coliques et écoulement jaunâtre par le vagin durant pendant deux ou trois jours, puis cessation de tout écoulement.

Toucher : col gros, ulcéré, en arrière tumeur arrondie, grosse comme une mandarine séparée de l'utérus par un sillon ; cul-de-sac droit : bride très saillante.

Cul-de-sac gauche, à la base du ligament large tumeur du volume d'une orange, très douloureuse, peut être prise entre les deux mains. Toucher rectal : à gauche tumeur saillante séparée de l'utérus par un sillon cervical.

Immédiatement en avant, masse empâtée très douloureuse. Une crise de coliques est survenue et le lendemain disparition complète de la tumeur de gauche après écoulement jaunâtre par le vagin.

Observation XVI (personnelle)

Salpingo-ovarite aiguë après accouchement. — Colique salpingienne. — Ecoulement purulent utérin.

Céline L..., 20 ans, bien portante. Menstruation à 14 ans, régulière, fréquentes douleurs de ventre, pertes blanches abondantes, maux de reins.

A 17 ans 1/2 premiers rapports sexuels, 3 mois après grossesse ; accouchement à terme, normal, suites de couches favorables.

Règles normales jusqu'à 20 ans. Deuxième accouchement ; dès le *second jour*, douleur dans le côté gauche du ventre, insomnies, fièvre, constipation, nausées, dysurie, reste pendant six semaines couchée, douleurs très vives dans le côté gauche, fièvre intense, frissons. On constate alors par la palpation abdominale et le toucher vaginal, tumeur grosse comme une orange à gauche de l'utérus extrêmement douloureux.

Douleurs plus vives dans le ventre, issue d'environ 200 grammes de pus de sang par le vagin ; amélioration, disparition de la tumeur, au spéculum on constate l'issue du pus par le col, la tumeur se reproduit et se vide de nouveau amélioration très notable, la malade demande à sortir.

Observation XVII (inédite)

Due à l'obligeance de M. le Dr Nélaton, chirurgien des hôpitaux.
Recueillie par M. Grandhomme, interne du service.

Hydro-salpingite.

M... Blanche, 30 ans, ouvrière. Entre le 17 septembre 1887 à l'hôpital Lariboisière, salle Sainte-Marthe, n° 19, service de M. Périer, suppléé par M. Nélaton.

Cette femme d'une très bonne santé habituelle ne présente dans ses antécédents aucune particularité digne d'être notée. Bien réglée dès l'âge de 12 ans, ses époques n'ont offert aucune anomalie jusqu'à l'âge de 28 ans. Elle n'a jamais été enceinte.

Depuis dix-huit mois environ les règles sont devenues douloureuses et se prolongent pendant dix ou quinze jours donnant lieu parfois à de véritables hémorrhagies.

Ces accidents ont débuté d'emblée par une abondante hémorrhagie qui força la malade à garder le lit pendant plusieurs jours. Cette hémorrhagie fut accompagnée de vives douleurs abdominales. Depuis lors, jamais les règles ne reprirent leur cours normal et depuis dix-huit mois la malade éprouve mensuellement les mêmes accidents plus ou moins violents. La durée de l'hémorrhagie semble cependant avoir un peu augmenté depuis quelque temps, elle atteint dix à quinze jours, elle est suivie par une leucorrhée abondante. Les douleurs surtout vives au début de l'époque vont en s'atténuant vers la fin; elles sont surtout ressenties au niveau de la fosse iliaque droite, mais pendant le maximum des crises douloureuses tout l'abdomen est sensible et des irradiations se font vers la cuisse droite.

Depuis six mois le ventre a légèrement augmenté de volume d'une façon lente et progressive. La constipation est habituelle il existe constamment une sensation de pesanteur, de plénitude du côté du rectum.

La fréquence des mictions a un peu augmenté dans ces derniers temps.

Au moment de l'entrée de la malade à l'hôpital nous sommes mis en présence d'une jeune femme dont l'état général paraît parfaitement bon. Elle n'est ni maigre ni décolorée par ses ménorrhagies. Elle est extrêmement nerveuse et présente parfois de véritables attaques d'hystérie.

A l'inspection, l'abdomen n'offre rien de particulier, la tumeur ne dessine point son relief et ce n'est que par la palpation que l'on peut reconnaître dans la fosse iliaque droite une tumeur du volume du poing, lisse, régulière, dure, rénitente, mate à la percussion ; elle ne présente point de fluctuation.

Cette tumeur est parfaitement mobile et c'est avec la plus grande facilité qu'on la porte en dedans ou en dehors, mais dans ces mouvements, la malade accuse un sentiment de douleur et de pression du côté du rectum.

Ce phénomène devient facile à comprendre lorqu'on pratique le toucher vaginal : on trouve en effet par ce mode d'exploration une saillie volumineuse lisse, arrondie et dure remplissant le cul-de-sac postérieur. Cette saillie a refoulé l'utérus en avant et le maintient appliqué contre le pubis, tandis qu'en arrière elle appuie sur le rectum. Le toucher rectal permet de sentir la face postérieure de la tumeur.

Lorsqu'on combine le toucher vaginal ou rectal avec la palpation abdominale on sent nettement que les mouvements communiqués à la tumeur vaginale se transmettent à la tumeur abdominale et vice versâ. L'utérus ne paraît point participer à ces mouvements.

En raison de ces signes, le diagnostic porté fut celui de fibrome sous-péritonéal avec réserve faite quant à l'existence possible d'un kyste ovarique.

Opération, le 18 octobre, par M. Nélaton aidé par M. Périer.

Incision sur la ligne médiane de 12 centimètres, dépasse l'ombilic en haut. L'épiploon et l'intestin sont refoulés en haut et on découvre un kyste allongé dirigé en bas et en arrière. En essayant de mobiliser ce kyste pour l'attirer au dehors, on s'aperçoit de suite qu'il est adhérent par sa base au ligament large. Un ponction le vide et donne un litre d'un liquide clair et limpide.

La poche vidée alors reconnue pour être la trompe dilatée peut être attirée au dehors et M. Nélaton peut placer au-dessous d'elle sur le ligament large une série de ligatures en chaîne (3) qui vont de l'ovaire à un travers de doigt environ de la corne utérine, puis le kyste est excisé au-dessus des ligatures.

Un peu du liquide du kyste étant tombé dans le cul-de-sac péritonéal rétro-utérin on absterge ce liquide avec grand soin.

Sutures de la paroi, cinq fils d'argent profonds, crins de Florence.

Examen de la pièce. — La trompe a été enlevée *presque* en totalité, mais il reste une portion de celle-ci dans le pédicule ainsi qu'en témoigne la surface de section de la poche kystique présentant un orifice large comme une pièce de deux francs.

Du reste, cette partie de la poche kystique restée dans le pédicule avait été reconnue pendant l'opération. Elle faisait une saillie du volume de la dernière phalange du petit doigt.

Comme il eût fallu recommencer toute la ligature en chaîne portant sur le ligament large pour pratiquer l'excision de cette petite portion qui avait échappé à l'opérateur, MM. Nélaton et Périer pensèrent qu'il était préférable de l'abandonner (celle-ci étant d'ailleurs bien fermée par la suture) que de prolonger les manœuvres opératoires.

La malade se lève le seizième jour et sort guérie le 20 novembre. Revue au bout de trois mois en très bonne santé.

Nous reproduisons encore une observation qui nous paraît intéressante à plusieurs points de vue. Elle a été traduite par Mme Al. Tkatcheff, dans la *Gazette hebdomadaire des sciences médicales de Montpellier* du 7 janvier 1888.

Observation XVIII

Laparosalpingotomie faite en 1784 en Russie.

Dans la Rev. de la Soc. d'obst. et de gyn. à Saint-Pétersbourg, M. Schlesinger, cite un cas de laparosalpingotomie faite en 1784 par le procédé qui est connu aujourd'hui sous le nom de Volkmann.

Seydel décrit cette opération dans la thèse qui a pour titre « *Observatio et historia medica de tumore tubæ fallopianæ, etc., etc.*

Une femme de 42 ans, multipare, ayant fait une fausse couche deux années avant la maladie actuelle, présentait depuis l'été de 1788 une tumeur ronde et dure au bas-ventre, à droite. Cette tumeur avait d'abord l'aspect d'un utérus gravide de trois mois. Mais avec le temps elle augmentait de plus en plus de volume. Des poussées aiguës se manifestaient souvent, surtout au moment des règles, et étaient accompagnées de vives douleurs. Enfin, cette tumeur atteignit la grosseur d'une tête d'enfant de 2 ans, et devint plus mobile. L'examen permit de constater qu'elle était attachée à l'utérus par un pédicule court et dur. Pendant l'hiver de cette même année, les règles devinrent irrégulières et les douleurs presque constantes. L'auteur pensa qu'il y avait une lésion de l'ovaire droit. Sans se prononcer définitivement sur la nature de la tumeur il ne crut pas cependant que la malade pût en guérir spontanément, et lui proposa la laparotomie sans lui cacher le danger que présente cette opération. La malade consentit à se faire opérer. Pour cela, elle fut préparée par un traitement préalable : on lui faisait prendre des bains, on lui donnait à l'intérieur de légers purgatifs et de l'écorce du Pérou (quinquina). Avant de commencer l'opération, on lui administra du laudanum, du sirop de pavots blancs et de liqueur de Hoffmann.

L'opération fut faite le *21 février 1784*, à Sarepta, département d'Astrakan. Après avoir fait une incision oblique des ligaments de l'abdomen, en partant de l'ombilic jusqu'à l'anneau inguinal droit (cette incision passait juste par le milieu de la tumeur), l'opérateur ouvrit le péritoine avec un bistouri boutonné et recourbé, se guidant sur les doigts. Il mit des ligatures sur trois veines. Les intestins sortis furent rentrés et retenus par une serviette trempée dans du *lait tiède*. La tumeur, sphérique, fluctuante, à parois résistantes, était attachée à l'utérus par un pédicule, tandis que son sommet atteignait la crête iliaque. Par sa surface latéro-postérieure, elle adhérait tellement aux muscles et aux organes voisins que l'opérateur fut dans l'impossibilité de l'en détacher.

Il se décida à l'ouvrir. Cette ouverture donna issue à un liquide inodore, épais, gluant, couleur chocolat ; il y en avait au moins un litre et demi. Un examen attentif des organes, sur place, permit à l'opérateur de se convaincre qu'il avait affaire, non à une tumeur de l'ovaire, mais bien à une tumeur de la trompe « *Quâ quidem investigatione certo et indubitato cognivi tumoris hujus sedem non ovarium fuisse sed tubam* ». Après l'évacuation de la poche, on y versa de la décoction d'écorce du Pérou, de la solution de myrrhe et on y introduisit une mèche de charpie trempée dans le baume d'Arceus. Pour empêcher les anses intestinales de contracter des adhérences avec le péritoine, on les en sépara par des bandelettes de toile enduites d'huile de rose. La plaie abdominale fut pansée avec de la toile et un emplâtre (?) plus tard on mit des sutures *(sutura cruenta)*, pendant les premiers jours on étanchait ce liquide au moyen d'un tube en argent ; mais, comme l'écoulement se faisait mal, l'opérateur aspira avec sa bouche ce liquide fétide et épais. Il exécutait cette opération quatre fois par jour, et autant de fois aussi on changeait le pansement. La miction se faisait soit normalement, soit au moyen d'une sonde. La fièvre dura jusqu'au commencemencement du mois de mars, mais à partir du second septénaire l'état s'améliora d'un jour à l'autre, l'écoulement se tarit, la plaie se ferma, et la malade se rétablit complètement. Deux ans après l'opération, Seydel a eu des nouvelles de sa malade qui jouissait d'une parfaite santé.

INDEX BIBLIOGRAPHIQUE

Aran. — *Leçons cliniques sur les maladies de l'utérus.* Paris.

Andral. — *Précis d'anatomie pathologique.*

Alban Doran. — *Obst. Soc. Lond.*, 6 octobre 1886. Papillomes de la trompe.

Bardet. — Th., Paris, 1883.

Bandl. — Krankheiten der Tuben. *Billroth Handbuch.*

Bouchard et Lépine. — *Gaz. méd. de Paris*, 1866, p. 726. Syphilis.

Bouilly. — *Société de chirurgie*, 1887.

Boldt. — *Am. Journ. of obstetrics*, février 1888. Interstitial salpingitis.

Brouardel. — Th., Paris, 1865.

Byford. — *Gynec. Soc. Chicago*, 18 novembre 1887. Hydro-salp. profl.

Cerné. — *Soc. anat.*, 16 janvier 1880. Tubo-ovarite. rupt. péritonite.

Coe (Henry) — *Amer. Journ. of obstet.*, juin 1886. I. disease of the....?

Cornil et **Klippel.** — *Soc. anat.*, 27 mai 1887. Salp. blenn.

Cornil et **Terrillon.** — *Arch. de physiologie*, 1887, n° 8. Anat. patholog.

Courty. — *Traité des maladies des femmes.*

Croom. — *Edinb. med. Journ.*, 1887, p. 173.

Czempin. — 59e *cong. nat. allemand*, 1880.

Dagron. — *Bullet. Soc. anat.*, 1888, janvier et février. Pyo-salp.

Dalché. — *De l'ovarite.* Th., Paris, 1885.

Defontaine. — *Bullet. Soc. anat.*, 2 av. 1880. Tubo-ovarite, péritonite.

Dixon Jones (Mary). — *Med. Record*, 1886. 9 cases of removal.

— *Amer. Journ. of obst.*, février 1886. Removal of p.

Doléris. — De l'endométrite. *Nouvelles archives de gynécol.*, 1888.

Elliot. — Salpingite chronique. *Amer. Journ. of obstet*, février 1887.

Emmet. — *Maladies des femmes.* 3e édition.

— *Amer. gyn. Soc.*, 1886. Salping

Gallard. — *Du phlegmon péri-utérin.* Th., Paris, 1855.

— *Clinique sur les maladies des femmes.*

— *Maladies des ovaires*, 1886.

Goodell. — *Americ. gyn. Soc.*, 1886. Discussion.

Alph. Guérin. — *Maladies des organes génitaux de la femme.*

Guggemos. — Th., Paris, 1885.

Guillet. — Hydro-salp. pyélo-néphrite, urémie. *Gaz. méd.*, 1er octobre 1887, p. 471.

Gusserow. — 59e *congrès des nat. allemands*, Berlin. Extirpation des salpingites.

Hallé. — Thérapeutique utérine antiseptique. *Gaz. des hôpitaux*, 11 février 1888.

Hegar — *Castration der Frauen.* 1878.

— *Gynécologie opératoire.*

— *Genital Tuberculose der Weibe.* Stuttgart, 1886.

Hennig. — *Krankheiten der Eileiter.* Zurich, 1876.

Horteloup et **Routier.** — *Soc. chir.*, 12 octobre 1887. Salp. tuberc.

Imlach. — *Lancet*, 3 octobre 1886.

Kœberlé. — Pyo-salpingite se vidant par l'utérus. *Gazette médicale de Strasbourg*, 1873.

Keith (Skene). — Ablation des annexes. *Édinburg medical Journal*, mai 1887.

Kaltenbach. — Salpingites. *Cent. f. Gyn.*, 1885, n° 43.

Kelly. — *Obst. Soc. Philad.*, 6 janvier 1886.

Lavie. — *Des salpingites.* Th., Paris, 1888.

Lawson Tait. — *Maladies des ovaires*, 1883.

Lawson Tait. — Extirpation unilat. ; bilatérale. *American Journal of obstetrics* pour les années 1886, 1887.

— Chronic inflamm. of the uterine appendages. *Brit. med. J.*, 1887, p. 825.

— Unsatisfactory results of the unilateral ablation. *Brit. med. Journ.*, 1887, p. 1211.

— *The Lancet*, 10 juillet 1887.

Lebec. — Cancer, pyo-salpingite. Hystérect. Mort. *Gaz. des hôp.*, 10 janvier 1886.

Lewers. — Recherches anatomiques. Obst. Soc. of London, 4 mai 1887.

Lusk. — Abcès ovarien, péritonite aiguë. *Obst. Soc. of New-York*, 21 octobre 1879.

Lucas-Championnière. — Pyo-salpingite volumineuse. *Soc. anat.*, Paris, 13 janvier 1888.

Mosetig-Moorhof. — *Wiener medic. Wochen*, 1876.

Martin. — Ueber Tubenerkrankung. 59e *congrès nat. allemand*, Berlin, 1886.

— *American gynec. Society*, 1886.

Meinert. — Extirpation von Tubensäcken. 59e *cong. nat. allemand*, Berlin, 1886.

More Madden. — Ablation des annexes. *Brit. med. Journ.*, janvier 1887.

Mundé. — Nombreux articles et communications sur les tubo-ovarites. *American Journal of obstetrics*, années : 1885, 1886, 1887, février 1888.

— Pyohémo-salping. *Obst. Soc. New-York*, 7 novembre 1886.

— Manifestations ataxiques, disparition après ablation des annexes. *Obst. Soc.*, *New-York*, 1884.

Nœggerath. — *Blennorrhagie latente chez la femme.* Bonn., 1872.
— *Amer. gynec. Soc.*, 1872.
— *Obst. Soc. New-York*, 1879.
— Gonocoques et salping. *Amer. Journ. of obst.*, octobre 1885.
Orthmann. — Beiträge zur normalen histologie und zur pathologie der Tuben. *Virchow's archiv*, 1887, hft. I.
Orthmann. — Gonocoques dans pyo-salping. *Gesellsch. f. geburtsh. und gyn.*, Berlin, janvier 1887.
Ortman et Muenster. — *Arch. f. gyn.*, 1886, hft. I.
Polk (Will.). — Traitement des salping. *Amer. Gyn. Soc.*, 1887.
Pozzi (S.). — Salpingite. *Soc. chir.*, Paris, 19 octobre 1887.
— Hémo-salp. *Soc. chir.*, Paris, février 1888.
Price. — 3 pyo-salp. *Philadelph. obst. Soc.*, 7 avril 1887.
— 6 salp. blennorrh. *New-York med. Journ.*, 23 octobre 1886.
Richard. — *Anatomie des trompes.* Th., Paris, 1851.
Routier. – Salpingite. *Soc. chir.*, 12 octobre 1887.
Routh. — Papillomes des trompes. *Obst. Soc. Lond.*, 3 novembre 1886.
Sænger. — Salpingites. 57e *cong. nat. allem.*, 1884.
— Etiologie et classif. des salpingites. Lettre dans *the Amer. Journ. of obst.*, 1887.
Savage. — Ablation des annexes. *Brit. med. Journ.*, janv. 1887.
Schlesinger. — *Laparo-salpingotomie.* Dissert. inaugurale, St-Pétersbourg, 1887.
Schrœder. — *Maladies des organes génitaux de la femme.*
Schwartz. — *Gonnorrhorische Infektion beim Weibe*, Leipzig, 1886.
Seuvre. — *Salpingites.* Th., Paris, 1874.
De Sinéty. — *Manuel de gynécologie.* Paris.
Siredey. — *Fréq. des alt. des annexes.* Th., Paris, 1860.
— Art. pelvi-péritonite. *Dict. de Jaccoud.*
Skene. — Pyo-salpingite. Kyste ovarien. Fibromes utérins. *Obst. Soc. New-York* 15 avril 1879.
— Hydrops tubæ profluens. 15 avril 1879.
Tedenat. — 2 cas ooph-salping. *Montpellier médical*, mars 1888.
Terrier. — *Soc. chirurgie*, 1886.
Terrillon. Salpingites, 4 cas. *Académie de médecine*, 31 mai 1887.
— Kyste hémat. des annexes. *Soc. anat.*, 4 novembre 1887.
— *Annales de gynécologie*, novembre 1887.
Trélat et **Terrier.** — *Archives de tocologie*, 15 septembre 1886.
Trzebicky. — Hemato-salp. Laparotomie. *Cent. f. Gynek.*, 1887, p. 798.
Van der Beer. — Extirp. des annexes. *Amer. Jour. of obst.*, mai 1887.
Vallin. — *Situation et prolapsus des ovaires.* Th., Paris, 1887.
Veit. — *Soc. d'obst. de Berlin*, 16 décembre 1886.
Westerman. — Constatation des gonocoques. *Hygiæa*, janvier 1886, t. XLVIII.

Widow. — Tuberculose génitale. *Cent. fur Ginæk.*, 1885, n° 10.

Wylie (Gyl.) (1). — Diseases of the fallopian Tubes. *Med. Record*, 24 janvier 1885.

(1) Les publications s'étant beaucoup multipliées dans ces dernières années, nous avons cité surtout les travaux et les observations qui nous ont paru avoir de l'intérêt au point de vue auquel nous nous sommes placé.

IMPRIMERIE LEMALE ET Cie, HAVRE

A LA MÊME LIBRAIRIE

HAHN, bibliothécaire en chef de la Faculté de médecine de Paris. — **Vocabulaire médical Allemand-Français**, contenant tous les mots techniques omis dans les dictionnaires allemands-français. Prix cartonné. . . . . **6** francs

HUEPPE et VAN ERMENGEM. — **Manuel technique de Microbiologie**, édition française.

Cette édition a pour base l'ouvrage du Dr HUEPPE, mais ce n'est pas à proprement parler une traduction, la matière et les figures étant plus que doublées dans l'édition française. 70 figures et 2 planches en chromo. Prix. . . . . **16** francs

HEYDENREICH (Alb.), professeur de clinique chirurgicale à la Faculté de Nancy. — **Thérapeutique chirurgicale contemporaine**, 1 vol. in-8 raisin de 300 pages. Prix **6** francs

BARBIER, ancien interne des hôpitaux. — **Etude clinique de l'albuminurie diphtérique et de sa valeur sémiologique**. Prix . . . . . . 3 fr. 50

BELIN, ancien interne des hôpitaux. — **Adénopathies externes à distance dans le cancer viscéral**. Prix. . . . . 5 fr.

BUDOR, ancien interne des hôpitaux. — **Oblitérations des artères cardiaques et lésions du myocarde**. Prix . . . 3 fr.

DERVILLE, ancien interne des hôpitaux. — **De l'infection tuberculeuse par la voie génitale**. Prix. . . . . 3 fr. 50

ENGELBACH, ancien interne des hôpitaux. **Les tumeurs malignes de la prostate**. Prix 4 fr.

GUILLET, ancien interne des hôpitaux. **Des tumeurs malignes du rein** (avec de nombreuses figures). Prix. . . . . 6 fr.

HONTANG, ancien interne des hôpitaux. — **De la forme rubéolique de la suette miliaire, son rôle dans les épidémies** Prix. . . . . 3 fr.

JEANTON, ancien interne des hôpitaux. — **Valeur clinique de l'albuminurie dans le mal de Bright**. Prix . . . . . 4 fr.

LAUTH, ancien interne des hôpitaux. **Essai sur la cirrhose tuberculeuse**. Prix . . . 3 fr.

LEFLAIVE, ancien interne des hôpitaux. — **De la rhino-bronchite annuelle ou asthme d'été**. Prix . . . . 4 fr.

LEPAGE, ancien interne des Hôpitaux. — **Des applications de forceps au détroit supérieur**. Prix . . . . 4 fr.

LOTA. — **Deux ans entre Sénégal et Niger**. Prix . . 2 fr. 50

PLANCHARD, ancien interne des hôpitaux. — **De l'anémie dite pernicieuse progressive**. Prix. . . . . 3 fr.

POLGUÈRE, ancien interne des hôpitaux. — **Des infections secondaires; leurs localisations pulmonaires au cours de la fièvre typhoïde et de la pneumonie**. Prix. . . 3 fr.

ROULLAND, ancien interne des hôpitaux. — **Paralysies des nouveau-nés**. Prix. . . . . . 4 fr.

THOUVENET, ancien interne des hôpitaux. — **Hypertrophie du cœur et artério-sclérose dans les maladies de l'appareil urinaire**. Prix . . 3 fr.

IMPRIMERIE LEMALE ET Cie, HAVRE

www.ingramcontent.com/pod-product-compliance
Lightning Source LLC
LaVergne TN
LVHW012113170826
845678LV00001BA/87

* 9 7 8 2 3 2 9 7 7 1 6 9 4 *